頭部画像診断を もっと わかりやすく

著 黒川 遼・神田知紀・原田太以佑

秀潤社

Gakken

序

昔「KEY BOOKシリーズを全部読め」．今は？

　私を含め，放射線診断専門医（以下，専門医）の多くは「昔（研修医・専攻医の頃）はもっと勉強する時間があった」と思っています．専門医を取る頃になると，じっくりと教科書を読む時間は減りがちです．約10年前であっても，放射線診断医1人あたりの業務量が先進諸国と比較して2.78〜4.17倍（2015年度）［Kumamaru K, et al. Jpn J Radiol 36: 273-281, 2018］もある中では，本1冊読む時間を作るのもなかなか難しいのが実情です．逆に言うと，初学者の頃の勉強の質・量はその後の放射線診断医の能力と大きく相関します．私が専攻医になったばかりの頃，先輩に「どんな教科書を読んだら良いですか？」と尋ねたら，「とりあえずKEY BOOKシリーズを全部読んだら？」という答えが返ってきました．とても勉強になりましたが，内容の9割以上はもう頭から抜けています（これはKEY BOOKシリーズに限らず，すべての教科書に対してですが）．一方で，医学の発展に伴う情報量の爆発的な増加は，改訂される度に分厚さを増す教科書にも表れています．最近の教科書は，垂直に置いて立たないものが少ないです．圧倒されて読む気力を失っている若手の先生も多いのではないかと懸念します．

　そのような中，「もっと気軽に読めて，勉強になる本を作れないか？」という思想のもと，この本は生まれました．9割以上が頭から抜けてしまわぬよう，エピソード記憶として残りやすいよう会話形式にし，日本を代表する教育者の神田知紀先生・原田太以佑先生を巻き込んで，楽に読めるのに本当に役立つものを目指しました．章のタイトルは一見，初学者向けのものが並んでいますが，中身には放射線診断医にとってずっと有用なtipsを散りばめています．

　本書が次世代を担う先生方の新しい頭部画像診断の教科書として，お役に立つことができれば何よりです．最後になりますが，共著者の神田知紀先生，原田太以佑先生，および株式会社Gakkenの皆様に感謝申し上げます．

2024年8月

東京大学医学部放射線医学講座

黒川 遼

X（旧Twitter）アカウント @Rdiag2

序

ディープな中枢神経画像診断にようこそ！

　本書は黒川遼先生に「脳神経の入門書の作成をお願いされたので，一緒に
やってみませんか〜」と声をかけていただき，僕と原田太以佑先生が共同企
画して執筆されています．

　「最近の本は疾患の網羅となって分厚すぎるので，初心者がじっくり勉強
できるような教科書を」が最初のコンセプトで，「薄めの本で，よくわかる脳
MRIを補完するような本で」と軽い気持ちで企画を開始しました．「三人寄れ
ば文殊の知恵」というか「船頭多くして船山に登る」というか，皆で詰め込
みたいものを詰め込みまくったら，ふと気づけば厚い本になり，内容もかな
りディープなところに踏み込んでいました．

　この本が製作されている最中，2024年の第44回神経放射線ワークショッ
プ（神戸市立医療センター中央市民病院 安藤久美子先生主催）で著者3人が
「神経放射線初心者のための講演」を1時間ずつ行ったのですが，関東（黒川
先生）・関西（神田）・北海道（原田先生）と育ってきた環境を反映して三者
三様の全く異なった講演となりました．本書もできあがってみると三者三様
の特徴が強く出ており，アプローチは違いますが，中枢神経画像診断の奥深
さ・難しさをやさしく解説する良書となっています．特に黒川先生の病変の分
布，原田先生の脳梗塞，私の脳腫瘍はディープな中枢神経画像診断に突っ込ん
でいますので，ぜひお役に立てていただけたら幸いです．

　最後に，忙しい中一緒に執筆を頑張ってくださった黒川先生と原田先生，
我々のむちゃぶりに対応していただいた株式会社Gakken メディカル出版事
業部の皆様，本当にありがとうございました！

2024年8月

神戸大学医学部附属病院放射線診断・IVR科

神田知紀
X（旧Twitter）アカウント @tkandarad

序

気軽に効率的に学ぶための1冊として

　本書を手に取っていただき，誠にありがとうございます！

　私は元々，脳神経を専門にする気が全くなかったのですが，大学院の時の国内留学で脳神経に携わり，あれやこれやという間に脳神経を専門として現在に至っています．脳神経の読影は解剖の細かさと疾患の多さ，臨床症状や画像所見の多彩さ，MRIの基礎知識の重要さ，と難しいところを挙げ始めるとキリがなく，留学先で脳神経読影の必要に迫られたときには絶望しかありませんでした．それらの知識をきちんと学ぼうとすると，複数の教科書を横断して読まねばならず，（当時，私もやってみましたが）あまりにもお勧めできません．さらに最近では改訂の度に増大する本の厚さも勉強しようという精神をへし折る要因になります．そのため，効率的に学んでもらうために，本書では会話形式を採用し，私の普段の読影指導のやりとりを抜粋する形で記載しました．対面指導の良いところは，おいしいところだけをつまみ食いするような学習ができるところにあり，脳神経読影の要点をおさえて頭に入れられるように心がけて書きました．この序文を書きながら全体の原稿を読んでおりますが，各所に指導に関するノウハウがちりばめられており，初学者だけではなく，指導する側にとっても参考になるすばらしい内容になっていると自負しています．

　若い先生方にとって脳神経領域は敷居が高く感じられると思いますが，本書を通して脳神経読影の奥深さ，興味深さの一端を感じていただき，ぜひ将来，どこかで一緒にディスカッションできるような機会が得られることを期待しています．

　最後となりますが，全体をまとめていただいた黒川遼先生，要所要所を締めていただいた神田知紀先生，および株式会社Gakken メディカル出版事業部の皆様に感謝申し上げます．

2024年8月

北海道大学大学院医学研究院放射線科学分野画像診断学教室

原田太以佑

X（旧Twitter）アカウント　@bjtai

頭部 画像診断 もっと わかりやすく **Contents**

第1章 読み方総論

Lesson 1-1 頭部単純CTって，どのような手順で
読影したらよいですか？ 黒川 遼 —— 12

ステップ1 スカウトビューの観察 —— 14 ステップ6 脳槽・くも膜下腔・動静脈 —— 20
ステップ2 皮膚・皮下 —— 15 ステップ7 脳・脳室・硬膜 —— 21
ステップ3 頭蓋骨 —— 16 ステップ8 間隙・頭蓋底 —— 23
ステップ4 眼窩～海綿静脈洞 —— 17 ステップ9 その他 —— 24
ステップ5 鼻・耳 —— 19

Lesson 1-2 疾患のジャンルをどのように
絞り込めばよいですか？ 神田知紀 —— 26

その1 症状と病変の広がり —— 26

Lesson 1-3 その2 症状と画像所見の関係 神田知紀 —— 30

Lesson 1-4 その3 臨床背景で画像診断の解釈を変える 神田知紀 —— 34

Lesson 1-5 その4 多発白質病変の鑑別 神田知紀 —— 38

第2章 脳出血 神田知紀

Lesson 2-1 脳出血の種類の見分け方は？ —— 44

1) 5つの脳実質内出血を押さえる —— 44
2) 脳実質外出血 —— 原因は何？ —— 47
3) 脳実質外出血 —— 典型・非典型所見 —— 50
4) 脳実質外出血 —— ちょっとわかりにくい例も —— 51
5) 脳実質外出血 —— 脳溝が不明瞭化していたら？ —— 52

Lesson 2-2 脳出血の信号/吸収値の変化が
覚えられません —— 54

1) 脳出血のCT所見の経時変化 —— 54
2) 脳出血のMRI所見の経時変化 —— 56
3) くも膜下出血の画像所見の経時変化 —— 58

Lesson 2-3 脳出血で気をつけるべきことは？ ……… 60

1) 左右差をよくみて出血源をみつけよう ……… 60
2) 外傷による脳出血 ……… 62
3) 若年の皮質下出血をみたら？ ……… 63
4) 健常者の発熱で発症した皮質下多発出血は？ ……… 65
5) 微小出血の検出に役立つシーケンスは？ ……… 67
6) 硬膜下血腫とまちがえたのは？ ……… 68

第3章　脳梗塞
原田太以佑

Lesson 3-1 脳梗塞の原因の見分け方は？ ……… 72

1) 脳梗塞の分布をみる ……… 72
2) 内包後脚のわずかな左右差 ……… 75

Lesson 3-2 脳梗塞の信号の経時的変化が覚えられません ……… 78

1) 経時変化と背景疾患を考慮する ……… 78

Lesson 3-3 脳梗塞で気をつけるべきことは？ ……… 82

1) 血栓の種類と治療法（1）—— 赤色血栓 ……… 82
2) 血栓の種類と治療法（2）—— 白色血栓 ……… 84

Lesson 3-4 慢性期の脳梗塞はどうやって
みればよいのでしょうか？ ……… 86

1) 慢性期脳梗塞：虚血に伴う変化の評価 ……… 86

第4章　各シーケンスの特徴・役割
黒川 遼

Lesson 4-1 T2強調像で低信号の病変をみたら
何を考えたらよいですか？ ……… 92

1) 無症状で偶然見つけた被殻病変は何？ ……… 92
2) 突然の意識障害と片麻痺 —— 異常信号の分布をみる ……… 96

Lesson 4-2 T1強調像で高信号の病変をみたら
何を考えたらよいですか？ ……… 99

1) 両側淡蒼球のT1強調像での異常高信号 —— 原因は？ ……… 99
2) 対称性の異常を見逃さない！ ……… 102

Lesson 4-3　拡散強調像で高信号の病変をみたら何を考えたらよいですか？ …… 106
1）ADC値の重要性 …… 106
2）皮質に沿った拡散強調像で高信号の鑑別は？ …… 110
3）拡散制限＋リング状増強効果 ── どっちなんだ!? …… 112

第5章　脳腫瘍　　神田知紀

Lesson 5-1　脳腫瘍とは？ …… 118
1）頭痛で発見された脳病変 …… 118
2）low grade glioma …… 121
3）high grade glioma …… 123
4）脳幹のglioma …… 124
5）gliomatosis cerebriパターン …… 126

Lesson 5-2　脳実質外腫瘍をみきわめる …… 129
1）脳実質内か脳実質外か悩ましい腫瘍 …… 129
2）flow voidが目立つ脳実質外腫瘍 …… 131
3）骨の変化から推定する脳実質外腫瘍 …… 132
4）脳実質外腫瘍のピットフォール …… 134

Lesson 5-3　下垂体・鞍上部の腫瘍 …… 137
1）顔面痛で発症した下垂体腫瘍 …… 137
2）microadenomaの診断 …… 139
3）T1強調像で高信号な下垂体腫瘤 …… 141
4）下垂体後葉のT1強調像高信号の消失 …… 142
5）突然の頭痛の鑑別 …… 144
6）T1強調像で高信号な下垂体腫瘤 …… 146

第6章　髄膜の異常　　原田太以佑

Lesson 6-1　髄膜病変はどう考えたらいいの？ …… 150
1）PSパターンとDAパターンを区別する …… 150
2）びまん性のPSパターン …… 153
3）脳表に沿った粒状・不均一分布の増強像 …… 155

Lesson 6-2 硬膜病変はどうやって診断するの？ ……… 157

1）DAパターンの硬膜肥厚を示す肉芽腫性疾患は？ ……… 157
2）病態を一元的に考える ……… 160

Lesson 6-3 病態に応じた髄膜病変の鑑別を考えていこう ……… 162

1）病歴から様々な可能性を考える ……… 162
2）PSパターンの軟髄膜炎以外に考えられるものは？ ……… 164
3）PSパターン・DAパターン両方ある場合に考えること ……… 165

第7章 脳実質外病変
神田知紀

Lesson 7-1 偶発病変を見逃すな！
—— 頭部MRIに写り込む頭頸部病変（1） ……… 170

1）画像の端の病変を見落とすな！ ……… 170
2）わずかな異常所見に気づけるか？ ……… 171
3）眼窩病変にも気を配る ……… 173
4）正常画像と比較して考える ……… 176
5）拡散強調像で描出されない構造に潜むもの ……… 177

Lesson 7-2 偶発病変を見逃すな！
—— 頭部MRIに写り込む頭頸部病変（2） ……… 180

1）病変の進展方向と進展範囲をみる ……… 180
2）成人以降の乳突蜂巣の液貯留は？ ……… 182
3）頭蓋底に発生する腫瘤は？ ……… 183
4）頭蓋底の異常所見を見抜け ……… 185
5）撮像（撮影）下端に写り込むもの ……… 186
6）頭部CTの撮影下端にある石灰化病変 ……… 188

第8章 意識障害
黒川 遼

Lesson 8-1 意識障害で考えること ……… 192

1）経過を考える ……… 192
2）若年者の梗塞様病変 ……… 195
3）経過と分布を考える ……… 197
4）左右対称性の異常信号 —— 病歴をみよ ……… 201

第9章　血管
原田太以佑

Lesson 9-1　脳MRAはどのようにみたらいいの？ ……… 206
1) 脳血管の見方（1）—— 動脈硬化 ……… 206
2) 脳血管の見方（2）—— 正常変異 ……… 208
3) 脳血管の見方（3）—— 年齢と血管蛇行 ……… 209

Lesson 9-2　血管がよくみえない時は，どう読んだらいいの？ ……… 212
1) 細かい血管が目立つのは？ ……… 212
2) 前回と比べて変わっているのは？ ……… 215

Lesson 9-3　たくさんの血管がみえる場合は，どう考えたらいいの？ ……… 218
1) 流入動脈（feeder），流出静脈（drainer），flow void ……… 218
2) 頭部外傷後，S状静脈洞の血栓をみきわめる ……… 220
3) 左大脳半球の血流上昇 —— ASLを使いこなす ……… 223

第10章　病変の分布
黒川 遼

Lesson 10-1　病変の分布を押さえる ……… 228
1) U-fiberがどのように侵されているか？ ……… 228
2) Guillain-Mollaretの三角で障害が起こると……？ ……… 232
3) 出血の分布と側頭極病変を考える ……… 235
4) "いつもと違う"異常所見に気づけるか ……… 238

COLUMN
訴訟リスクの高いびまん性軸索損傷 ……… 37
頻度が高い疾患のレポートの注意点 ……… 81
①白質病変の記載方法について／②微小出血の最近の事情 ……… 89
舌にも注目！ 舌のT1強調像高信号（bright tongue sign）の鑑別 ……… 105
どっちなんだ!? となりやすい脳病変の鑑別のためのtips ……… 115
神経放射線が読めるといいことってあるの?? ……… 167
頭蓋底は見逃しの宝庫 ……… 189
PMLに関連したMRIのサイン ……… 231

索引 ……… 241

本書のキャラクター紹介

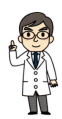

D 放射線診断専門医15年目．教育熱心な先生で，現場からの信頼も厚い．読影室にぜひ1人は欲しい人材．（こういう指導医になりたい）

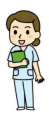

S 放射線診断専攻医5年目．来年度専門医試験受験のために研修中の若手の有望株．脳神経読影に興味はあるが，細かい知識は現在進行形で勉強中．

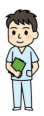

R 臨床研修医2年目．放射線科の雰囲気に興味を持ち，現在，脳神経読影の研修中．おっちょこちょいなところは見受けられるが，日々の画像に貪欲に挑んでいる．今後に乞うご期待．

第1章

読み方総論

Lesson 1-1

頭部単純CTって，どのような手順で読影したらよいですか？

Point ● 系統的な読影法を身につけておくと，見落としを防ぎやすい．

研修医R：D先生，頭部単純CTって，どのような順番で読影したらよいですか？

診断専門医D：深い質問ですね．実は，世界共通の読影順のルールのようなものは存在しないんです．

R：ええ!? そうなんですか？

D：はい．例えば，専門医試験で「正しい読影順は，次のどれでしょう？」なんて問われることもありませんよね．

R：じゃあ，みんなどうやって読影してるんですか？

D："放射線科医それぞれ"というのが実態です．見落とさないための系統的な読影方法について，まとまった記述も少ないですから，試行錯誤する中で編み出した各人オリジナルの読影手順を，アップデートしながら実践しているということが多いと思います．

専攻医S：そういえば，手順って教わったことないですね．先輩方の読影レポートを読みながら，自然と学んできたような気がします．

R：S先生もそうなんですね．そうか～，試行錯誤していく以外の方法はないのか……．

D：いえ，ありますよ，方法．

R：ええっ!? あるんですか!? ない感じの流れだったじゃないですか！

D：いえ，「見落とさないための系統的な読影方法について，まとまった記述も少ない」とはいいましたが，実は，素晴らしくまとまった記述がちゃんとあるんです．まず，頭部単純CTの系統的な読影方法としては，松木　充先生の「頭部単純CTの系統的読影法」[1] がとてもオススメです．S先生もお読みになっていましたね．

12　1 → 読み方総論

Check

頭部単純CTの読影手順・チェックすべき構造[1]

ステップ1	スカウトビューの観察	全体像の把握，骨縫合，変形・骨折，アライメントの評価，スキャン外の異常
ステップ2	皮膚・皮下	皮膚，皮下，耳介，外耳道
ステップ3	頭蓋骨	頭蓋骨の厚み，変形・骨折，骨縫合，溶骨性変化，硬化性変化
ステップ4	眼窩～海綿静脈洞	涙腺，眼球，眼窩内脂肪織，外眼筋，上眼静脈，海綿静脈洞
ステップ5	鼻・耳	鼻腔・副鼻腔，嗅裂，耳小骨，中耳，前庭，蝸牛，内耳道
ステップ6	脳槽・くも膜下腔・動静脈	橋前槽，脚間槽，迂回槽，四丘体槽，脳底槽，小脳橋角部，Sylvius裂，前大脳縦裂，Willis動脈輪，静脈洞
ステップ7	脳・脳室・硬膜	脳回，脳溝，脳梁，皮髄境界，側脳室・第三脳室・第四脳室，松果体，下垂体，大脳鎌，小脳テント
ステップ8	間隙・頭蓋底	翼口蓋窩，咀嚼筋間隙，斜台，顎関節
ステップ9	その他	舌，大孔，環軸椎，耳下腺

本Lessonでこれらを解説していきます．慣れるまでひとつひとつ丁寧にチェックしながら読影することで，自然とチェックできるようになります．

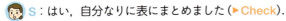

S：はい，自分なりに表にまとめました（▶Check）．

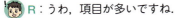

R：うわ，項目が多いですね．

S：多くみえるかもしれないけど，今は無意識にこれくらいは自動的にチェックできているような気がします．R先生，頭部単純CTの読影に自信がないなら，はじめのうちは，ひとつひとつ丁寧に確認しながら読影するといいと思いますよ．

D：そうですね，ではR先生，順番にみていきましょう．

ステップ1　スカウトビューの観察

🧑‍⚕️ D：最初はスカウトビューですね（図1,2）．**全体像の把握や骨関連の異常のdetection**に有効です．

🧑 R：あ，スカウトビューって，いつもスルーしてました．みた方がいいんですね．

📖 用語解説

CAR-T療法［chimeric antigen receptor T-cell therapy（キメラ抗原受容体T細胞療法）］
患者の血液から分離したT細胞に，がん抗原に特異的なキメラ抗原受容体（CAR）を発現させ増殖させた後，患者に輸注する治療法．

A　単純CT

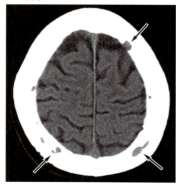

B　スカウトビュー

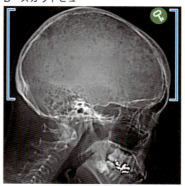

図1　症例1　40代，女性　多発性骨髄腫
A，B：頭蓋骨の多数の溶骨性病変（A；→）によるpunched-out lesionが，スカウトビューでは明瞭である（B；[ ]）．

A　スカウトビュー

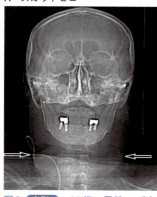

B　単純CT

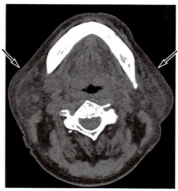

図2　症例2　80代，男性　びまん性B細胞性リンパ腫に対するCAR-T療法📖後の頸部cytokine release syndrome📖
A：スカウトビューでは頸部の皮下脂肪織の腫脹がわかりやすい（→）．
B：CT横断像では筋膜の浅部・深部にまたがる皮下脂肪織濃度上昇と腫脹がみられる（→）．

S：症例1は，スカウトビューでみた方が，多発性骨髄腫のpunched-out lesionの全体像がわかりやすいよね（図1）．
あとは，**撮影範囲外になりやすい頸椎や顎骨の異常が偶然写る**こともあります．次のステップとも関連しますが，このように頸部皮下の腫脹もスカウトビューから指摘できます（図2）．

用語解説

cytokine release syndrome（サイトカイン放出症候群）

CAR-T細胞ががん細胞を認識し，活性化された際に放出される大量のサイトカインによって生じる合併症．CAR-T細胞輸注後，数日～数週間後に発症することが多い．

ステップ2　皮膚・皮下

D：**皮膚肥厚，皮下脂肪織濃度の異常・左右差，石灰化などを確認**します．図3は，70代，女性のCTです．R先生，診断は？

R：え，どこか異常なんですか？ 全然わかりません．

S：R先生，このステップでは**耳介や外耳道**もチェックするんだったよね……？

R：耳介や外耳道……．あ，耳介軟骨が肥厚してる！ **再発性多発軟骨炎**ですか？

D：はい，正解です．

R：ステップに沿って確認するのは大事ですね．

D：他にも，皮膚肥厚は**アトピー性皮膚炎，T細胞リンパ腫，血管肉腫**などでみられますし，限局的な皮膚の陥凹は**剣創状強皮症**や**術後変化**を，皮下の外頸動脈系の拡張・増生・左右差は**硬膜動静脈瘻**のヒントになります．

単純CT

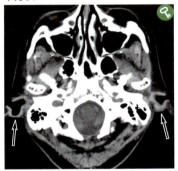

図3　症例3　70代，女性　再発性多発軟骨炎
両側耳介軟骨の肥厚を認める（→）．

Check

柔道耳

- 柔道やレスリングなどの経験者で，耳介の変形・肥厚がみられることがあります．これは繰り返される摩擦や圧迫に伴う血腫が器質化することによって生じます．「柔道耳」「Cauliflower-ear deformity（カリフラワー状の耳介変形）」などと表現されます．

ステップ3 頭蓋骨

S：骨も意識して観察しないと，病変を見逃してしまいがちですよね．**骨肥厚 / 菲薄化，溶骨性変化，造骨性変化などをチェック**します．脳実質外の腫瘤の質的診断では，隣接する骨のhyperostosisが，髄膜腫を疑うきっかけにもなります（図4）．

あと，外傷例では特に骨折を注意して観察しますが，見逃しやすいから**3D画像でも確認**するようにしています（図5，6）．これは，骨折の全体像をつかむのにも役立ちます．

R：え，3Dですか!?

D：いつでもどこでもというわけにはいかないかもしれませんが，最近はビューワ上で作成できる施設も増えてきています．3D画像はこのように，**骨縫合の異常の観察などにも有用**です（図7）．

A 単純CT　B 単純CT（骨条件）

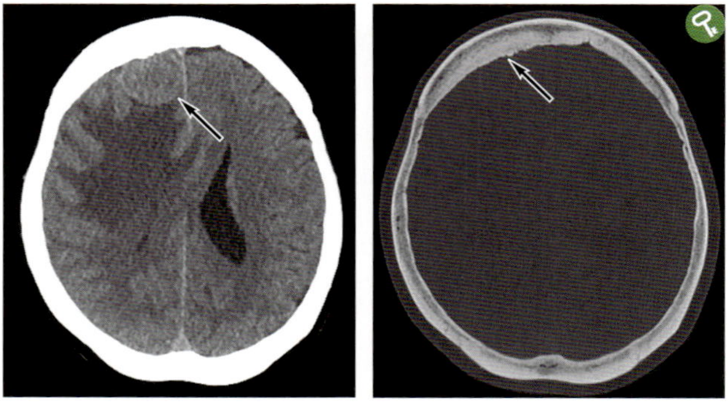

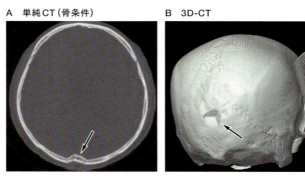

図4 症例4 50代，女性
分泌性髄膜腫
A，B：髄膜腫（A；→）に近接する骨の肥厚（hyperostosis）を認める（B；→）．

A 単純CT（骨条件）　B 3D-CT

図5 症例5-1 60代，男性
後頭骨陥没骨折
A，B：後頭骨の陥凹を認める（→）．

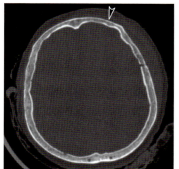
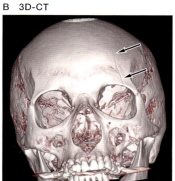

図6 症例5-2 60代，女性　左前頭骨骨折
A，B：CT横断像では，thin slice（1mm厚）でも骨折を指摘するのが難しいが（A；▶），3D画像では左前頭骨の骨折が明瞭である（B；→）．

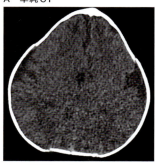
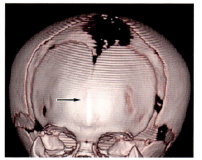

図7 症例6 新生児　Jacobsen症候群
A：三角頭蓋を認める．
B：前頭縫合の早期癒合が明瞭である．

ステップ4　眼窩〜海綿静脈洞

D：この領域も異常を見落としやすいので，毎回確認が必要です．R先生，図8-AのCTはどうですか？

R：いや〜，何となく左の外眼筋が太いかも…？　でも，微妙ですね．

D：特に**涙腺や外眼筋の異常などは，冠状断MPR像を作成すると明瞭化する**ことを，しばしば経験します（図8-B；→）．

R：うわ，全然印象が変わりますね．さすがに，これなら異常を指摘しやすいです．

A　単純CT　　　　　　　　　B　単純CT冠状断MPR像

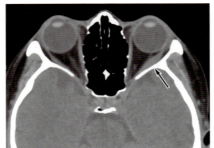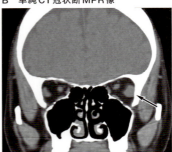

図8　症例7　50代，女性　乳癌（浸潤性小葉癌）の外眼筋転移
A：左外側直筋は対側に比してやや太くみえる（→）．
B：左外側直筋の肥厚が明瞭である（→）．

S：うちではルーチンで3方向の画像がPACSに送られてくるし，そうでなくてもビューワ上でMPR像を作れる施設も多いよ．もちろん，横断像での観察が基本だから，<mark>横断像で全部の異常を拾い上げられるのが一番ですが，どうしても見逃しやすくなる領域は出てくるので，うまく他の方向の画像を利用するという考え方も大事</mark>だと思います．

R：なるほど〜．

D：眼窩では他にも，上眼静脈の異常な拡張をみたら，**内頸動脈海綿静脈洞瘻**を疑います．海綿静脈洞部は様々な腫瘍や炎症性疾患が関与するので，トルコ鞍・下垂体（ステップ7）と併せて，必ずチェックしましょう（図9）．眼窩内脂肪織の増生は**Basedow病**を疑いますが，逆に病的に乏しかったり萎縮していたりする場合には，**神経性やせ症（anorexia nervosa）や乳癌の転移**を考えます．

A　単純CT

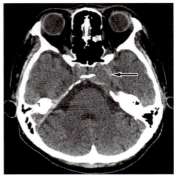

B　単純CT冠状断MPR像

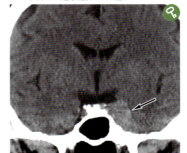

図9　症例8　40代，女性　左海綿静脈洞部リンパ腫
A，B：左海綿静脈洞部に高吸収腫瘤を認める（→）．

ステップ5　鼻・耳

D：続いて，鼻腔・副鼻腔や内耳道〜内耳〜中耳の観察です．

R：鼻と耳……，副鼻腔炎や乳突蜂巣の液貯留は日常的に経験しますね．

D：はい．しかし，だからこそ油断は禁物です．例えば副鼻腔炎については，**浸潤性真菌性副鼻腔炎では骨壁を越えて進展します**（図10）．**乳突蜂巣の液貯留をみたら，必ず上咽頭〜耳管に占拠性病変がないかもチェック**しましょう（図11）．鼓室に軟部濃度をみたら，**真珠腫性中耳炎**を念頭に置いて，耳小骨・周囲の骨の脱灰がないかも確認しましょう．

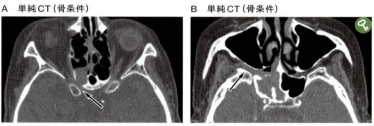

図10　症例9　80代，女性　浸潤性真菌性副鼻腔炎（アスペルギルス症）
A，B：右篩骨洞〜蝶形骨洞に軟部濃度があり，骨壁の溶骨性変化を認め，視神経管（A）との交通，右翼口蓋窩（B）への進展を認める（→）．

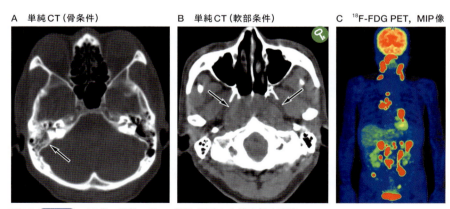

図11　症例10　60代，男性　リンパ腫に関連した滲出性中耳炎
A：右乳突蜂巣〜鼓室に液貯留を認める（→）．
B：上咽頭を占拠する腫瘤を認める（→）．
C：全身に多数のFDG集積亢進を示すリンパ腫病変を認める．

ステップ6　脳槽・くも膜下腔・動静脈

R：脳槽・くも膜下腔……というと，ペンタゴンですね！

D：お，いいですね．ペンタゴン，すなわち，<u>**脳底槽を中心としたヒトデ型の高吸収域**</u>は，くも膜下出血の代表的な所見です．脚間槽，迂回槽，四丘体槽，脳底槽，Sylvius裂，前大脳縦裂といった解剖名と合わせて把握しておくことは重要です（図12）．

また，松木先生も強調しておられるように，<u>**くも膜下腔においては，"白い（高吸収の）くも膜下腔"を探すのではなく，"黒くない（髄液の低吸収ではない）くも膜下腔"を探すことが大事**</u>です．そして，<u>**左右差も意識してチェック**</u>する必要があります．

S：R先生，この症例はどうかな（図13）？ 30代，女性，妊娠中に痙攣と右上下肢麻痺が出現しました．

R：右上下肢麻痺……というと左錐体路をチェック．何となく，そのあたりの低吸収が右側よりも目立つような……．脳梗塞ですか？

S：いい感じ！ 原因になるようなものが写ってないかな？

R：あれ……？　これ，単純CTでしたよね？ なんか高吸収域が目立ちます（図13-A）．

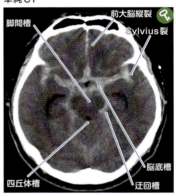

図12　症例11　50代，男性　くも膜下出血
脳底槽にくも膜下出血を示すペンタゴンサインを認める．

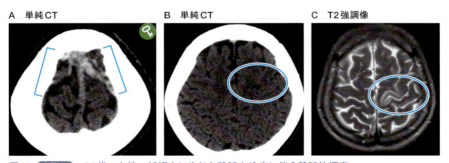

図13　症例12　30代，女性　妊娠中に生じた静脈血栓症に伴う静脈性梗塞
A：上矢状静脈洞および皮質静脈に沿った管状の高吸収域が認められ，血栓を示す（[　]）．
B，C：左中心前回・中心後回に及ぶ浮腫状の低吸収域（B；○印），T2強調像で高信号（C；○印）を認める．

出血でしょうか？　脳梗塞とくも膜下出血？　う～ん……．

S：惜しいけど，くも膜下出血じゃなくて，静脈・静脈洞内の血栓ですよね．このように，**皮質静脈や静脈洞といった重要な静脈もCTでは評価できる**から，このステップで忘れずにチェックしましょう．

ステップ7　脳・脳室・硬膜

D：**脳実質内の異常吸収域や腫瘤性病変をチェック**するのはもちろん，**萎縮や変形・左右差にも気を配りましょう**．脳室のサイズや形態，異常に拡大していたら，閉塞機転の有無を確認します．**サルコイドーシス，結核，髄膜炎（感染性・癌性）などは水頭症で発症することがあります**（図14）．
外傷後の硬膜下血腫や髄膜腫など，硬膜に関連した異常もチェックしましょう．ただし，注意しておくべきこととして，単純CTで**肥厚性硬膜炎をとらえるのは難しいことが多いです**（図15）．

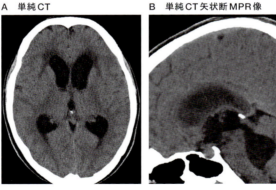
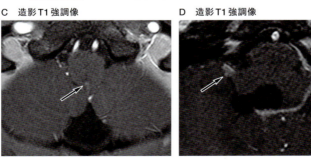

図14　症例13
30代，女性　サルコイドーシスによる水頭症
A，B：側脳室，第三脳室，第四脳室の拡大を認める．
C，D：Magendie孔，Luschka孔病変（→）を含む軟髄膜沿いの結節状増強効果が多数認められ，サルコイドーシス病変を示す．

A　単純CT
B　単純CT矢状断MPR像
C　造影T1強調像
D　造影T1強調像

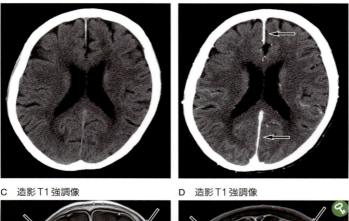

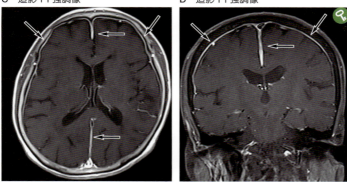

図15 症例14 70代，女性 MPO-ANCA関連血管炎に関連した肥厚性硬膜炎

A〜D：造影CTや造影MRIでは増強効果亢進を伴う硬膜の肥厚が明瞭だが（B〜D；→），単純CT（A）では指摘困難である．

D：生理的な石灰化は，松果体，淡蒼球，手綱交連，脈絡叢，小脳歯状核，錐体床突起靱帯，床突起間靱帯および血管に生じます．ただし，年齢を考慮することも重要です．**松果体では6歳以下で径1cm以上の石灰化を認めた場合は胚細胞腫瘍を疑い，淡蒼球では40歳以下で石灰化を認めた場合は異常**と考えます．また，ステップ4の海綿静脈洞と一緒に，下垂体もチェックしましょう．

用語解説

ANCA（抗好中球細胞質抗体）

血管炎や腎炎などの自己免疫疾患で陽性になる好中球細胞質に対する自己抗体であり，MPO，PR3に対する2種類のANCAが実臨床では主に調べられる．ANCA関連血管炎には全身型の顕微鏡的多発血管炎（MPA），多発血管炎性肉芽腫症（GPA），好酸球性多発血管炎性肉芽腫症（EGPA）と限局型の腎限局型血管炎がある．

ステップ8 間隙・頭蓋底

D：翼口蓋窩，咀嚼筋間隙，傍咽頭間隙といった間隙も，頭部CTでは撮像範囲に含まれていて，しばしば重要な所見が写っています．

R：いつもスルーしてました．例えば，どういう疾患で問題になるんでしょうか？

S：図10では，右の<u>翼口蓋窩の正常の脂肪織がみえなくなっている</u>のが，**浸潤性真菌性副鼻腔炎**のヒントでしたよね．翼口蓋窩には三叉神経第2枝の上顎神経が通過していて，眼窩下神経，頬骨神経，上歯槽神経，口蓋神経などの枝に分かれます．また，鼻腔や口蓋への分泌神経を供給する翼口蓋神経節という副交感神経節もある重要な構造です．ここは，左右差をチェックすることでも異常を認識しやすいけど，両側に異常がある症例でもきちんと指摘したいですね（図16）．

R：確かに，意識して正常な脂肪織を確認しておけば，この症例で明らかにおかしいことに気づけますね．

D：撮影範囲の下端の方なので見逃しやすいですが，斜台にも**脊索腫**，**軟骨肉腫**，**転移**などの腫瘍が生じることがあり，頭部CTでも他の骨と同様にチェックする必要があります（図17）．

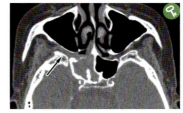

単純CT（骨条件）

図10-B（再掲） 症例9　80代，女性
浸潤性真菌性副鼻腔炎（アスペルギルス症）

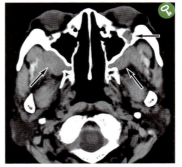

単純CT

図16　症例15　80代，男性　IgG4関連疾患
両側翼口蓋窩，および左眼窩下管に軟部濃度腫瘤を認め（→），いずれも三叉神経枝に沿ったIgG4関連疾患病変を示している．

A 造影CT（骨条件）　　B 造影CT矢状断像

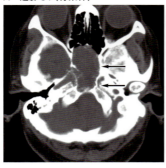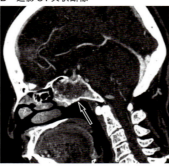

図17 症例16
80代，女性
斜台〜蝶形骨洞部海綿状血管奇形
A：斜台に溶骨性病変があり，前方で蝶形骨洞内や上方でトルコ鞍底部にも及ぶ（→）．
B：腫瘤は不均一に増強されている（→）．

ステップ9　その他

D：他にも，舌，大孔，環軸椎，耳下腺など，見落としがちなその他の領域にも目を向けましょう．

舌の半分に**脂肪浸潤**がみられたら，**同側舌下神経麻痺**，あるいは**皮弁を利用した術後**を考えます．

大孔では，**小脳扁桃の下垂**（あればChiari奇形Ⅰ型や頭蓋内圧亢進を示唆），髄膜腫などの腫瘍がないかをチェックします．**大孔狭窄**は軟骨無形成症でみられます．

環軸椎では，**亜脱臼や関節リウマチによるパンヌス形成**がないか，耳下腺には腫瘍や腫脹［**IgG4関連疾患，HIV感染（嚢胞を伴う），流行性耳下腺炎（ムンプスウイルス感染），ヨード造影剤・麻酔関連，CAR-T療法に関連した**cytokine release syndrome（図2参照）］，**Sjögren症候群に伴う萎縮・脂肪浸潤・石灰化**などが認められます．

以上で，全ステップです．

R：ようやく全ステップか……．頭部単純CTって枚数が少ないのに，すごくたくさんのものが写っているんですね．

D：松木先生は，「釣りはふな釣りに始まり，ふな釣りに終わる」という釣り師の格言を引用して，頭部単純CTを"ふな釣り"に例えています．とても奥が深い領域ですが，がんばっていきましょうね．

S：私達もまだ勉強し始めたばかりだけど，1症例1症例，ひとつひとつチェックしながら丁寧に読影するようにしましょう．

Lesson 1-1

ふりかえりチェックシート

→答えは本ページ下

① 頭部単純CTの読影手順は1)[   ]の観察,2)皮膚・皮下,3)[   ],4)眼窩～海綿静脈洞,5)鼻・耳,6)[   ]・くも膜下腔・動静脈,7)脳・脳室・[   ],8)間隙・頭蓋底,9)その他をチェックしていくとよい.

② 皮膚・皮下では皮膚肥厚・[   ]・左右差・石灰化などを確認する.耳介や外耳道もチェックする.

③ 頭蓋骨では骨肥厚／菲薄化,[   ]変化,造骨性変化などをチェックする.外傷例では[   ]画像でも確認する.

④ 眼窩～海綿静脈洞では特に[   ]や外眼筋の異常などは冠状断MPR像を作成すると明瞭化することがある.

⑤ 鼻・耳において乳突蜂巣の液貯留をみたら,[   ]～耳管に占拠性病変がないかもチェックする.

⑥ くも膜下腔においては,黒くない(髄液の低吸収でない)くも膜下腔を探し,[   ]も意識してチェックする.

⑦ 脳実質内の異常吸収域や腫瘍性病変のチェックはもちろん,[   ]や変形・左右差にも気を配る.

⑧ 斜台に[   ],軟骨肉腫,転移などの腫瘍が生じることがあり,頭部CTでもチェックする.

参考文献

1) 松木 充:頭部単純CTの系統的読影法——読影は頭部単純CTに始まり,頭部単純CTで終わる!?.画像診断 37: 1287-1302, 2017.

執筆／黒川 遼

①アーチファクト／頭蓋骨,腫瘍／硬膜下,②浮腫性脂肪織濃度の上昇,③浮腫性,3D,④視神経,⑤上咽頭,⑥左右差,⑦萎縮,⑧脊索腫

Lesson 1-2

疾患のジャンルをどのように絞り込めばよいですか？

その1　症状と病変の広がり

Point
- 疾患のジャンルは，発症が超急性・急性・亜急性・慢性・無症状に分けて考える．
- 画像では，対称あるいは非対称か，萎縮を伴うかどうかをまず考える．

研修医R：あー，なんで神経疾患って，こんなにたくさんあるの!!　画像所見，全然覚えられないんだけど！

専攻医S：確かに覚えても覚えても，知らない病気がでてきますね．

診断専門医D：教科書に載っているだけでも300種類以上だからね．系統別に分けて理解していく必要がありますね．

S：教科書には，あまり鑑別の方法が書いていませんが，D先生はどのように考えていますか？

D：まずは内科的な考え方で，<mark>症状があるかどうか</mark>と，<mark>症状が急性か慢性か</mark>が大事になってきます．私の場合は，<mark>経過で超急性・急性・亜急性・慢性に分けて考えています</mark>．

R：超急性，急性って抽象的ですが，どうやって分けているのですか？

D：表1に示しますが，私の場合は，
① 何時何分発症までわかる超急性疾患，
② 1日～1週間でピークになる急性疾患，
③ 1週～1か月程度でピークが来る亜急性疾患，
④ 年単位で経過する慢性疾患，
に分けて考えています．

R：D先生，△とか○とか多くて，ちょっとややこしすぎて覚えきれないです．

D：例外も多いので，いろいろ書き込みすぎましたが，<mark>超急性疾患</mark>

26　1 → 読み方総論

表1　症状と疾患

	超急性	急性	亜急性	慢性	無症状
外傷	◎	△	△	△	△
出血・梗塞	◎	△	△	△	◎
腫瘍	△	○	◎	○	○
脱髄・脳炎	×	◎	○	△	×
代謝・中毒	×	◎	○	△	×
神経変性疾患	×	×	×	◎	×
感染症	△	◎	○	△	×
先天疾患	×	△	○	○	△
血管病変	○	○	○	△	○

表2　画像所見と疾患

	非対称	対称
萎縮なし	・外傷 ・出血・梗塞 ・腫瘍 ・感染症	・脱髄・脳炎 ・代謝・中毒
萎縮を伴う	・出血後・梗塞後・外傷後	・神経変性疾患 ・代謝

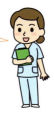

症状の進行速度と病変の広がりを押さえて診断を進めよう！

は**外傷**と**出血・梗塞**，数日で病態が悪化する**急性疾患**は**脱髄・脳炎，代謝・中毒，感染症**，**数週ごとに悪化**は**腫瘍**，**数か月**は**神経変性疾患**，**無症状**だと**外傷や出血・梗塞後変化**が多いと覚えたらいいですね．

S：他にも大事な情報として，**年齢，性別，国籍，現病歴，既往歴，薬剤歴，家族歴，身体所見，血液所見**もありますよね．

D：もちろん，内科的な情報は疾患を絞る上ではすごく大事ですが，最初からそれを考慮に入れると，絞りすぎて失敗することもあります．ある程度絞ってから，このような情報は用いた方がよいと思います．

R：肝心の画像は，どのように考えればいいんですか？

D：表2のように，**病変が非対称か対称か，萎縮を伴うか伴わないか**を，まずはみていきます．対称な病変は全身疾患で，非対称な病変は局所病変が多いです．萎縮がある病変は慢性病変が多いです．

R：言葉じゃよくわからないので，実際の画像もみせてください！

D：図1は，2週間前から見当識が低下した60代，男性です．この病変は，どのようなカテゴリーに入れましょうか？

R：左前頭葉に異常を認め（図1；→），片側性だと思いますが，萎縮はどうでしょう……．

S：**Sylvius裂（図1；▶）が後方に圧排されている**ので，萎縮はないと思います．

R：**非対称・信号変化主体で，亜急性の進行**だから脳腫瘍でしょうか!?

D：はい，**膠芽腫**という脳腫瘍です．

D：図2は，80代，女性に無症状でみつかった病変ですが，どう判断しましょう？

R：えっと，**無症状で，脳溝が拡大しているから脳萎縮で，非対称な病変**（図2；→）となると……なんだろう？

S：**陳旧性脳梗塞**ですね．確かに，一応診断できますね．

S：そういえば，最近こんな症例がありました．図3は40代，女性，起床してこないことで発見された意識障害だけど，どうでしょう？

R：左右対称の信号変化主体で，急性発症ってことだから，表2をみると代謝・中毒，脱髄・脳炎ですか？

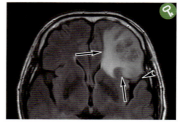

図1　60代，男性　膠芽腫
2週間前に見当識低下．左前頭葉に異常高信号（→）を認める．Sylvius裂（▶）が後方に圧排され，病変を圧排している．

用語解説

膠芽腫（glioblastoma）
脳実質内腫瘍の中で最も多い腫瘍で，平均生存期間は1〜2年と予後不良な悪性脳腫瘍．高齢者に好発し，MRIではリング状の造影効果が特徴的である．

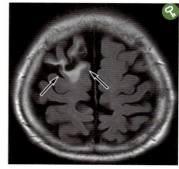

図2　80代，女性　陳旧性脳梗塞
右前頭葉に高信号域（→）を認め，脳回の萎縮・脳溝の拡大を伴っている．

用語解説

陳旧性脳梗塞（chronic cerebral infarction）
発症後，1か月程度経過した脳梗塞．治療を行う必要はないが，無症状で偶然発見された場合は他の疾患との鑑別が問題となる．

S：正解．**低血糖脳症**🔍と診断されていて，代謝異常のひとつですね．

D：図3は，白質に広範な異常信号（→）が出ているから，重篤な低血糖脳症で，神経予後は不良だと思います．

R：あと，残っている対称な脳萎縮って，どのような病変なんですか？

D：対称性脳萎縮を来す疾患として，認知症やParkinson病などの神経変性症や，慢性的な代謝異常症などが含まれます．

D：図4は，1年以上前から徐々に悪化する認知症で撮像された60代，男性ですが，いかがでしょうか？

R：両側の前頭葉の脳溝が拡大していますか？

S：両側前頭葉優位の萎縮が目立つので（図4；→），前頭側頭型認知症でしょうか？

D：正解，**前頭側頭型認知症**🔍ですね．今回紹介した鑑別法は例外も多いのですが，神経疾患の鑑別はこのように，**①症状の進行速度，②対称か非対称か，③萎縮があるかどうか**で，おおよその疾患をまずは想定します．

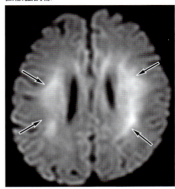

拡散強調像

図3 40代，女性　低血糖脳症
起床してこないことで発見された意識障害．白質に左右対称の広範な異常高信号を認める（→）．

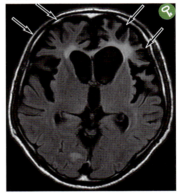

拡散強調像

図4 60代，男性　前頭側頭型認知症
1年前から徐々に悪化．両側前頭葉優位の萎縮（→）が目立つ．

📖用語解説

低血糖脳症（hypoglycemic encephalopathy）

低血糖の遷延により脳が障害された状態．低血糖による意識障害が血糖の補充で改善しない場合に疑われ，急性期には拡散強調像で大脳に左右対称な異常信号を呈する．

📖用語解説

前頭側頭型認知症（frontotemporal dementia；FTD）

怒りやすいなど人格変化，万引きをするなど社会性の欠如を特徴とする認知症で，50〜60代に好発する．MRIでは大脳前方の脳萎縮が特徴的である．

執筆／神田知紀

Lesson 1-3

疾患のジャンルをどのように絞り込めばよいですか？

その2　症状と画像所見の関係

Point
- 原発性脳腫瘍や血管奇形は，画像所見より症状が乏しいことが多い．
- 脳炎や代謝異常など全身疾患では，画像所見に乏しく，画像で診断できないことがある．

診断専門医D：図1は，意識障害で発症した70代，女性ですが，診断はどうでしょうか？

研修医R：病変（図1；→）が示されていますが，脳幹でしょうか？

D：橋の病変ですが，症状と合うでしょうか？

R：え，それは……．

専攻医S：<u>脳幹網様体障害による意識障害</u>と思われます．CTで高吸収なので，**脳幹出血**ですね．

D：正解．では，図2は，左半身のしびれで発症した50代，女性のMRIですが，こちらはどうでしょうか？

R：図1と同じ部位に病変がありますね（図2；→）．場所も大きさも同じぐらいなのに，症状が軽いでしょうか？

D：その感覚が大事ですね！ この病変は"脳と仲良し"だから，<u>画像所見の割に症状が軽い</u>んです！ S先生，診断はわかりますか？

単純CT

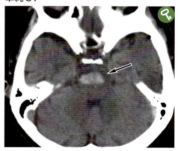

図1　70代，女性　脳幹出血
意識障害で発症．脳幹に高吸収の病変を認める（→）．

T2強調像

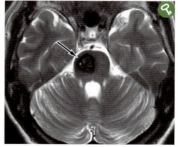

図2　50代，女性　海綿状血管腫
左半身のしびれ．全体的に低信号で周囲の浮腫に乏しい病変を認める（→）．

- S：脳と仲が良いかはわかりませんが，**T2強調像にて全体的に低信号で周囲の浮腫も乏しいので，海綿状血管腫（海綿状血管奇形）**だと思います．
- D：正解！ **脳由来の腫瘍や血管腫は脳と親和性が高いためか，病変の大きさの割に症状が乏しく，周囲の浮腫が乏しいことが多い**です．

　図3は，顔面神経麻痺で発症した50代，女性のMRIですが，どうでしょうか？

- R：なんかぐちゃぐちゃしていますね．図2より病変の範囲が広い割に（図3；→），症状が軽いでしょうか？
- D：そうですね．図3は**星細胞腫**（低悪性度の脳腫瘍）ですが，病変が広範な割に，顔面神経麻痺だけで発症しています．**原発性脳腫瘍**も，画像所見の割に症状が乏しいことが知られています．
- R：脳腫瘍も"脳と仲良し"ってことですか？
- S："脳と仲良し"って，D先生以外はあまり使わない気がしますが……．
- D：はっはは！ 同じような腫瘤では，病変の大きさに対して症状が強いか弱いかは，鑑別を絞る上で重要です．図2の**海綿状血管奇形**は画像上，**脳出血**との鑑別が重要ですし，図3の**星細胞腫**は**脳梗塞**や**脱髄**と鑑別が重要となります．
- R：病変の大きさに対して症状が強い病態，症状が乏しい病態って，どう覚えていけばいいんですか？

用語解説

海綿状血管腫（海綿状血管奇形）
[cavernous hemangioma (cavernous malformation)]

血管奇形で，病変の大部分は生涯無症状で過ごすことが多い．MRIではT2強調像で辺縁低信号に内部高信号が混在し，ポップコーン様と呼ばれる所見を呈する．

T2強調像

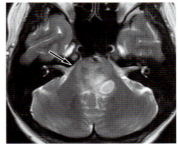

図3　50代，女性　星細胞腫
顔面神経麻痺．橋に不均一な高信号を呈する病変を認める（→）．

用語解説

星細胞腫（astrocytoma）

*IDH*変異に特徴づけられる低～高悪性度の脳腫瘍で，若年成人に好発する．組織学的にグレード2～4に分類され，グレードが高いと悪性度が高い．
MRIはT2強調像で高信号な腫瘍で，造影される領域が大きいほど，グレードが高いことが多い．

D：例外はありますが，表に示すような傾向があります．**原発性脳腫瘍や血管奇形**は症状に乏しく，**炎症や変性疾患**は画像よりも症状が重篤なことが多いです．

R：文字ばっかりでは覚えられないので，具体例をください……．

D：仕方ないなぁ．図4は，頭痛・発熱・意識障害で発症した40代，男性だけど，R先生，画像所見がわかるかな？

R：え，正常じゃないんですか？

S：全体的に脳溝が狭小化して高信号となっています（図4；→）．症状を聞くと，髄膜炎かな？　と思いますが，画像だけでは見逃しそうですね．

D：正直，これを見逃しても仕方がないと思います．この症例は細菌性髄膜炎と診断されています．<mark>髄膜炎はMRIでは異常が乏しく，臨床的に髄液検査などで診断すべき疾患</mark>ですよね．

S：図5は，意識障害で発症した30代，男性の症例ですが，私が見逃して，D先生に指摘された症例です．R先生，わかりますか？

R：S先生が見逃したやつなんて，わかるわけないじゃないですか！

D：ははは，これは難しいよね．左右をよく見比べてみたら，側脳室下角が左の方が細く，扁桃体・海馬（図5；→）がわずかに高信号となっています．

R：これは気のせいだとしか思えないです！

表　各疾患における画像所見と症状の関連

	代表的疾患
症状 ＞ 画像	超急性期脳梗塞 脳炎 代謝・中毒 変性疾患 感染症
症状 ＝ 画像	出血・脳梗塞 転移性脳腫瘍 脳膿瘍 脱髄
症状 ＜ 画像	原発性脳腫瘍 血管奇形

FLAIR像

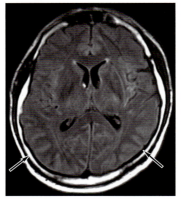

図4　40代，男性　髄膜炎
頭痛・発熱・意識障害．全体的に脳溝が狭小化して高信号となっている（→）．

用語解説

髄膜炎（meningitis）
髄膜に細菌やウイルスが感染して炎症を生じた状態．
CT・MRIでは正常なことが多く，臨床的に診断されることが多い．FLAIR像における脳溝の高信号や造影T1強調像・造影FLAIR像での脳表の造影効果があると疑うことができる．

S：「少し左右差があるんじゃない？」と言われてカルテを追っていたのですが，**抗NMDA受容体脳炎**と診断されていました．

D：抗NMDA受容体脳炎だったのか！ 抗NMDA受容体脳炎は海馬に好発する自己免疫性脳炎だけど，**画像で異常が出るのが半分ぐらいで，異常がないことも多い**です．典型的には，統合失調症様の症状で発症するといわれてますね．

R：これだけ画像所見に出ないなら，脳炎の診断って，どうやっているんですか？

D：画像で異常がなくても，症状で脳炎が疑われる場合は，髄液検査で抗体検査を行い診断します．

R：それだと画像診断はいらないんじゃないんですか？

D：そんなことはないよ．**MRIで大事なのは，微妙な髄膜炎・脳炎の所見を検出するよりは，他の疾患を除外診断すること**ですね．

R：他の疾患ってどういう疾患ですか？

D：急性に発症する意識障害で，頻度の高い出血や脳梗塞，脳腫瘍の否定は大事ですね！

FLAIR像

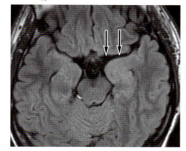

図5　30代，男性　抗NMDA受容体脳炎
意識障害．側脳室下角は左が細く，扁桃体・海馬（→）がわずかに高信号を示す．

用語解説

抗NMDA受容体脳炎（anti-NMDA receptor encephalitis）
NMDA受容体に対する自己抗体により生じる免疫介在性の脳炎で，小児〜高齢者に生じる．成人女性では卵巣奇形腫など腫瘍により発症することが多く，統合失調症様の症状で発症する．
MRIは正常なことも多いが，海馬に異常信号を生じることもある．

執筆／神田知紀

Lesson 1-4

疾患のジャンルをどのように絞り込めばよいですか？

その3　臨床背景で画像診断の解釈を変える

Point
- 臨床背景により，画像の解釈が変わることがある．
- びまん性軸索損傷の診断には，T2*強調像や磁化率強調像が必要である．

症例1　20代，男性．交通外傷で記憶障害．

研修医R：S先生〜，図1-Aは出血ですかねー？

専攻医S：CTで高吸収なので出血っぽいけど，脳出血にしては小さいなぁ（図1-A；→）．どんな人ですか？

R：交通事故で頭を打った20代の人らしいです．

S：それ，先に言ってよ！ 20代と高齢者では出血の原因は全然違いますよ！

診断専門医D：R先生，**同じような画像所見でも臨床背景で解釈が変わる**から，画像をみる時は**年齢や病歴，症状**も考えないとダメだよ．どんな患者さんかな？

R：ええっと．たしか頭を打った人だと……．

S：カルテによると，交通外傷で記憶障害があるみたいですね．この小さな出血では記憶障害はおかしいということで，MRIも撮像していますね．

R：え？ MRIも撮像してました!?

S：CTの直後に撮像してます．

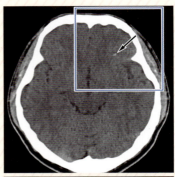
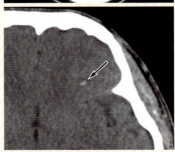

図1-A　症例1　単純CT（下は拡大像）

1 → 読み方総論

D：R先生，画像を読む際にはカルテでの病歴はもちろんのこと，今までに撮影した画像も，ある程度は把握しておこうね．

R：え〜！ 自分のみている画像だけで精一杯ですよ．

D：で，R先生，MRIの所見はどうなの？

R：えっと，この画像（図1-B）でみると，CT（図1-A）で出血していたところが黒くみえますね（→）．

D：R先生，この画像がどういう画像かわかってる？

R：水が白いし，T2強調像ですか？

S：これはT2*強調像ですね．**T2*強調像は，微量な出血を検出するために用いられる画像で，CTや通常のT2強調像より微細な出血を検出**できます．左前頭葉に多発する低信号域があるので，出血はありそうですね．

D：R先生，他のスライスにも所見があるけどわかるかな？

R：え，どこでしょう？

S：頭頂葉に微小出血がありますね（図1-C；▶）．

R：あ，こんなところに！ 見逃してました．

S：微小出血が複数あるので，**脳挫傷**というよりは，**びまん性軸索損傷**でしょうか？

R：びまん性軸索損傷って何ですか？

S：**頭部外傷にて脳が回転力を受けて，脳の軸索が損傷した状態**ですね．外傷後に記憶障害や情動障害など高次脳機能障害があるのに画像所見に乏しい場合は，**びまん**

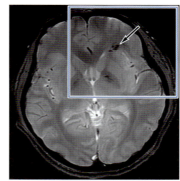

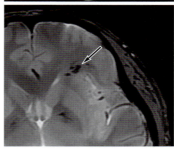

図1-B 症例1 T2*強調像（下は拡大像）

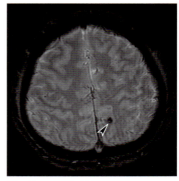

図1-C 症例1 T2*強調像

性軸索損傷（▶COLUMN）を疑います.

R：そういえば，この人，記憶障害がありましたね！

S：そう．なのに，R先生が「出血ですか？」としか聞かないから……．

R：ここで，"症状をちゃんと伝えないといけない"ということにつながるんですね．

D：S先生，損傷部位はここだけかな？

S：びまん性軸索損傷の損傷部位は，**①皮髄境界，②脳梁，③脳幹**ですよね……．そう思ってみると，図1-Dの脳梁にも微小出血がありますね（→）．

R：こんなの，画像のムラじゃないんですか？

D：これは見逃しそうですが，出血だと思います．病態を知っていたら，こんな小さな出血も検出できるんですね．

S：**脳内の微小出血は，高血圧や腫瘍，アミロイドーシスでも認めますが**，どう区別するのでしょうか？

D：もちろん，他の微小出血と，画像上は鑑別が難しいこともあります．微小出血が集簇しているとか，脳梁にあるとか，特徴的な分布を呈するのと，外傷後に症状が出現したという事実があって初めて，びまん性軸索損傷の診断が可能となります．

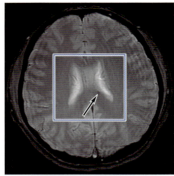
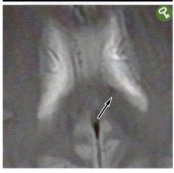

図1-D 症例1 T2*強調像（下は拡大像）

症例1のPoint
- 外傷後
- 複数の微小出血
- 有症状

症例1の最終診断　びまん性軸索損傷（diffuse axonal damage）

36　1 → 読み方総論

COLUMN

訴訟リスクの高いびまん性軸索損傷

- びまん性軸索損傷は，外傷後に画像所見に乏しいにもかかわらず，意識障害が遷延した状態と定義されていたが，近年は，外傷後に認知機能や情動機能など高次脳機能障害が損なわれた状態と，より広い病態を含むようになってきた．
- びまん性軸索損傷はCTや通常のMRIで検出することが難しく，症状が軽い場合は見逃されることもしばしばある．症状が持続するため，他院でT2*強調像や磁化率強調像が撮像されて診断されることがあり，この場合，前医がびまん性軸索損傷を見逃したと訴えられる危険がある．また，被害者側にとってみれば，びまん性軸索損傷を発症したにもかかわらず正常と判断されてしまうと，賠償してもらえずに泣き寝入りすることもある．
- このように，びまん性軸索損傷は訴訟リスクが非常に高い診断となるため，診断時の説明は慎重に行うべきである．

執筆／神田知紀

Lesson 1-5

疾患のジャンルをどのように絞り込めばよいですか？

その4　多発白質病変の鑑別

> **Point**
> - 大脳の白質病変は，主に分布で鑑別する．
> - 高齢者に多い加齢性白質病変は深部白質に対称性に生じ，多発性硬化症は脳室周囲白質を中心に生じ，転移性脳腫瘍は皮髄境界主体に多発する．

研修医R：S先生，無症状の70代，女性で，FLAIR像で多発病変があるんですけど（図1；→），**多発性硬化症**ですか？

専攻医S：**加齢性白質病変**（leukoaraiosis，慢性虚血性変化など）で，高齢者によくみる所見だと思うよ．

R：でも，多発していますよ．多発性硬化症と，どう違うんですか？

S：D先生，多発性硬化症と加齢性白質病変って，どう区別したらよいでしょう？

診断専門医D：多発性硬化症と加齢性白質病変か区別するのは，結構難しいんだよね．あまりきちんとした鑑別法はなくて，慣れと勘に頼っているところがあるんだよね．

R：D先生，僕にもわかるような鑑別点を，スパッと教えてください！

D：ひとつは**年齢**だよね．**多発性硬化症は20〜40歳ぐらいに多い**ので，50歳以降は虚血性変化がほとんどだよね．多発性硬化症の画像的特徴はわかるかな，S先生？

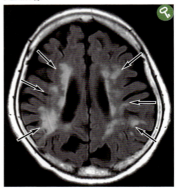

FLAIR像

図1　70代，女性　加齢性白質病変
大脳白質に多発病変を認める（→）．

用語解説

多発性硬化症（multiple sclerosis；MS）
中枢神経の炎症による脱髄疾患で，20〜40歳に好発する．病変が時間的・空間的に多発し，再発を繰り返す．
MRIではT2強調像やFLAIR像で脳室周囲白質に多発する高信号病変が特徴的である．

S：図2-Aのように，**多発性硬化症は脳室周囲白質に病変が多い**（→）のが特徴だと思います．

D：そうだね．多発性硬化症は，典型例では**脳室周囲白質に結節状のFLAIR高信号域**が特徴だね．

R：脳室周囲白質って何ですか？

S：大脳白質は，外側から皮質下白質（U-fiber）・深部白質・脳室周囲白質と分類されていて，脳室周囲白質は最も深部の白質ですね．

D：多発性硬化症と比べると，加齢性白質病変は深部白質に多い（図1；→）ことが特徴ですよね．
あ，そうそう．**多発性硬化症は，拡散強調像で高信号になることがある**のも特徴ですね（図2；→）．普通の加齢性白質病変は，拡散強調像で高信号にはなりにくいです．

R：加齢性白質病変って，そもそも何なんですか？

D：加齢性白質病変は高血圧・加齢で増加する白質病変ですが，特に治療の必要はありません．病理学的には，gliosisや軽い**脳梗塞，脱髄，浮腫**などが混在しているといわれてます．画像的には何をみているかわからないので，ひと昔前は"UBO（unidentified bright object）"とかいわれてましたね．

S：陳旧性**ラクナ梗塞**とは区別しなさいって，先生よくいわれますよね．

A　FLAIR像

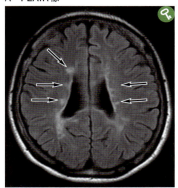

B　拡散強調像

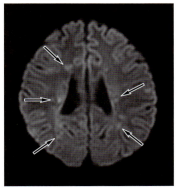

図2 症例1 40代，女性　多発性硬化症
A，B：脳室周囲白質に結節状の高信号域を認める（→）．

用語解説

ラクナ梗塞
動脈硬化により深部穿通動脈が閉塞することにより生じる小さな脳梗塞．臨床的に無症状のことが多いが，錐体路など重要な神経に生じた場合は症状の原因となる．
急性期には拡散強調像で点状の高信号域（15mm以下）を呈し，慢性期にはFLAIR像で辺縁にリング状の高信号域を伴った低信号を呈する．

D：陳旧性ラクナ梗塞は，辺縁がFLAIR像で高信号で，内部低信号のリング状の高信号を呈します（図3；→）．ラクナ梗塞は，再発予防のための抗血小板薬の投与の適応となるため，加齢性白質病変と区別するようにします．

S：R先生，関連疾患だけど，図4は何だと思う？

R：え，黒いし，これも陳旧性ラクナ梗塞ですか？

S：図4は，**血管周囲腔の拡張**ですね．**脳萎縮に伴って，血管周囲に脳脊髄液が入り込んだ病態で，病的意義に乏しい**といわれています．

D：**血管周囲腔の拡張，加齢性白質病変，陳旧性ラクナ梗塞**は，よくみる病態で対応も異なるため，区別した方がいいですね．

S：多発する病態といえば，図5（次ページ）は痙攣で発症した70代，男性の脳MRIですが，R先生，これは何だと思う？

R：え，何でしょう？　なんか，外側に多くて不均一な色ですけど？

D：鋭いですね！　**皮髄境界に多発**しているのがこの病態の特徴です（図5；→）．あとは，高信号な結節周囲に著明な高信号域が取り巻いていると読めたらいいですね！

R：これだけで，診断がわかるんですか？

D：皮髄境界に多い多発結節で，MRIの信号も結節と周囲の浮腫にみえるから，**転移性脳腫瘍**をまずは疑いますね．

S：さすが，D先生，正解です！　**食道癌の**

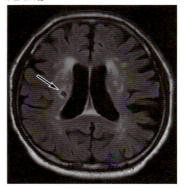

FLAIR像

図3　60代，男性　陳旧性ラクナ梗塞
辺縁が高信号，内部低信号のリング状の高信号を呈する（→）．

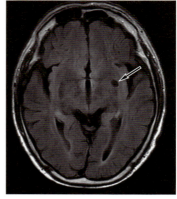

FLAIR像

図4　70代，男性　血管周囲腔の拡張
脳萎縮に伴い，脳室周囲に入り込んだ状態（→）で，病的意義に乏しい．

多発性脳転移でした．

R：いろいろ言われてわからなくなったんですけど，深部白質に多いと加齢性白質病変やラクナ梗塞，若くて脳室周囲に多いと多発性硬化症，皮質下白質に多いと転移性脳腫瘍でいいですか？

S：単純化しすぎな気もしますけど，主な鑑別はそれぐらいでしょうか？

D：まずはそれぐらいの鑑別診断リストから始めるのがよいと思います．多発白質病変の鑑別は，脳梗塞，脱髄，薬剤，感染症，血管炎，代謝疾患などいろいろありますが，教科書をみながら徐々に鑑別リストを増やしていくとよいと思います．

FLAIR像

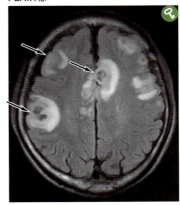

図5　70代，男性　食道癌の多発脳転移
皮髄境界に多発する高信号域を認め，内部に脳と等信号〜低信号の結節を伴っている（→）．

Lesson 1-2〜5

ふりかえりチェックシート

→答えは本ページ下

① 疾患のジャンルは，発症が[　　・　　・　　]・慢性・無症状に分けて考える．
② 画像では，対象あるいは非対称か，[　　]を伴うかどうかをまず考える．
③ [　　]や海綿状血管奇形は，画像所見と比較して症状が乏しいことが多い．
④ [　　]や代謝異常などの全身疾患では画像所見に乏しいことが多く，他疾患の[　　]診断をすることが重要である．
⑤ 同じような画像所見でも臨床背景より解釈が変わることがあるため，[　　・　　・　　]も考慮する．

執筆／神田知紀

Lesson 1-2〜5　ふりかえりチェックシートの答え
① 超急性・急性・亜急性，② 近接発性腫瘤影，③ 菱脳，④ 膠原／除外，⑤ 年齢・病歴・病状

第2章

脳出血

Lesson 2-1

脳出血の種類の見分け方は？

Point
- 脳実質内出血は部位により皮質下，被殻，視床，脳幹，小脳出血に分類する．
- 脳実質外出血は硬膜外出血，硬膜下出血，くも膜下出血に分類する．

1) 5つの脳実質内出血を押さえる

症例1　80代，男性．左半身麻痺で来院．

診断専門医D：80代，男性，左半身麻痺で来院して，9時間後に撮影した単純CT（図1）ですが，R先生どう考える？

研修医R：CTで白いから出血（図1；→）です！

D：CTで白い病変は出血で良いんだが，どのような出血かも答えようか．

R：ええ！？　脳外科の先生に任せたらいいじゃないですか．

D：脳出血は部位により，経過観察するか，穿刺吸引するか，血腫除去するか異なるし，背景疾患を診断するためにMRIを撮像した方がよいこともあるので，診断はきっちりした方がよいですね．

R：脳神経は国家試験の時捨てたから，よくわからないです．

D：……．このスライスは神経疾患で最も病変が生じやすく，とても重要な断面です．S先生，解剖から教えてあげて．

専攻医S：脳CTは，灰白質が神経細胞を反映して若干高吸収，白質が神経細胞を反

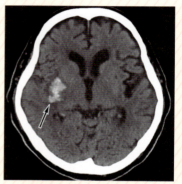

図1　症例1　来院9時間後の単純CT

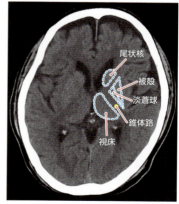

図2　参考画像　図1と同スライスの正常解剖

（尾状核，被殻，淡蒼球，錐体路，視床）

単純CT

映して若干低吸収です．図1のスライスでは，図2 参考画像 に示すように尾状核・被殻・淡蒼球・視床といった深部灰白質が高吸収に描出されています．

R：この錐体路っていうのは何ですか？

S：**錐体路（皮質脊髄路）は運動神経の走行する神経線維**で，これが障害されると**対側の片麻痺**を生じます．

D：手足の麻痺は最も自覚しやすい神経症状なので，淡蒼球や視床の病変で錐体路が障害されると，患者はすぐに来院するわけですね．

R：なるほど．この患者さんも左半身麻痺で来られてましたね．で，図2をみると，この病変は被殻あたりにあるから…，**被殻出血**ってことですか！

D：正解！ 淡蒼球と被殻はCTの1枚のスライスでは区別が難しいことも多いので，このあたりの出血はだいたい**被殻出血**と表現されるようです．

ところで，R先生，大脳の出血は他にどんな出血があるか知っていますか？

R：え？ あとは視床出血ぐらいしか知りません……．

D：まぁ，被殻出血が5割，**視床出血**が3割なので頻度の多いところは押さえていますが，他はS先生，教えてあげて．

S：大脳だと外側から**皮質下出血・被殻出血・視床出血**（図3 参考画像），テント下では**脳幹出血・小脳出血**もあります（図4 参考画像）．

D：R先生，代表的な症状はわかりますか？

R：えっ！？

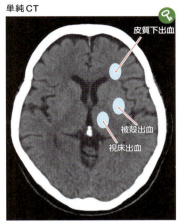

図3 参考画像 大脳の皮質下出血・被殻出血・視床出血

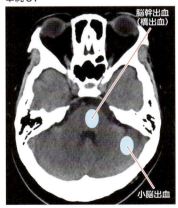

図4 参考画像 テント下の脳幹出血・小脳出血

D：最近の医師国家試験は病変部位と症状を一致させる問題が増えているから，知っておいてほしいな．S先生どう？

S：**被殻・視床出血は錐体路の障害で片麻痺を発症**することが多く，**出血量が多いと意識障害を生じます．**
脳幹出血では意識中枢・呼吸中枢・錐体路があるので，意識障害・四肢麻痺・呼吸障害を生じます．
小脳出血はめまい，皮質下出血は部位によって様々です（▶Check ①）.

D：治療はどうでしょうか？

S：場合によりいろいろかと思いますが…．

D：そうですね．でも基本的に，「**重要な神経の多いところは手を出さない**」，「**予後が改善できそうだったら血腫除去か血腫吸引**」，「**脳浮腫で明らかに予後不良では手を出さない**」ということに尽きると思います．そう考えると，**小脳・皮質下出血は可能なら血腫除去，被殻・視床出血は場合により血腫吸引**ぐらいで覚えていくとよいでしょうか．

S：D先生，R先生がもう意識が飛びかかっています……．

D：脳実質内出血については，まずは深部灰白質の解剖と，**5つの脳実質内出血**（▶Check①）の区別ができるところから，R先生は目指すとよいですね！

Check①

5つの脳実質内出血

病変部位	症状
被殻出血	片麻痺・意識障害
視床出血	
脳幹出血	意識障害・四肢麻痺・呼吸障害
小脳出血	めまい
皮質下出血	部位によって様々

まずは解剖を確認し，区別できるところから目指そう！

症例1のPoint

● 脳実質内出血
● 深部灰白質がやや高吸収，白質がやや低吸収

症例1の最終診断 被殻出血（putaminal hemorrhage）

2）脳実質外出血──原因は何？

症例2　70代，女性．意識障害．

診断専門医D：自宅にて意識障害で発見された70代，女性のCT（図5-A）です．R先生，診断はいかがでしょうか？

研修医R：脳の表面に近い出血（図5-A；→）ということで，皮質下出血？

専攻医S：先ほどまでの出血と違って，丸くないですよね．

R：確かに脳出血は丸かったけど，これは丸くないな…．

S：このような形は脳溝に沿った形を反映しており，**くも膜下出血**と考えます．

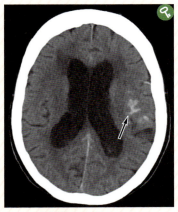

図5-A　症例2　単純CT

D：そうですね．このように**脳溝に沿って広がる出血はくも膜下腔に存在する出血**で，くも膜下出血といいます．**脳溝は普段は脳脊髄液を反映して低吸収**ですが，**出血が貯留すると不明瞭となったり，高吸収となったりします**．

もう少し下のスライス（図5-B）をみたら，R先生もわかるんじゃないかな？

R：あ，国試でよくみたやつ！　ペンタゴン（図5-B；→）とかいうやつ！

D：そうそう，初学者の教科書にはペンタゴンやダビデの星と記載してありますね．読影レポートではその言い方は用いずに，「**脳底槽に広がる高吸収域**」などと表現します．

R：あちこちに高吸収域がありますが，外傷性ってことですか？

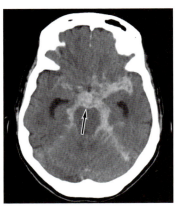

図5-B　症例2　単純CT（Aより下のスライス）

D：その発想は悪くないのですが，脳脊髄液腔は側脳室〜くも膜下腔までずっと連続しており，脳脊髄液や出血は自由に行き来できるので，移動しただけです．

S：左の方が多いのは，左から出血したってことですか？

D：これは難しい問題で，<u>左に多ければ左から出血している場合が多い</u>ですが，<u>寝ている体位で血腫が移動すること</u>もあるようです．R先生，くも膜下出血の原因には，どのようなものがあるか知っていますか？

R：動脈瘤の破裂と外傷でしたっけ？

S：若い人では，**もやもや病**とか**脳動静脈奇形**が多かったと思います．

D：**脳動脈瘤が8割と圧倒的に多い**ですが，その他の原因にも注意する必要があります（▶Check②）．主に血管系の異常のため，<u>原因検索には造影3D-CTかMRAを行うことが多い</u>です．

D：ところでR先生，脳動脈瘤はどこに多いか知っていますか？

R：3か所ぐらいありましたよね？

S：脳動脈瘤の好発部位は，**前交通動脈分岐部が3割，内頸動脈-後交通動脈分岐部（IC-PC）が3割，中大脳動脈分岐部が3割**ぐらいです（図6 参考画像）．

D：その御三家がほとんどですが，脳底動脈頂部や椎骨動脈，内頸動脈サイフォン部にも生じることがあり，注意が必要です．この患者さん（症例2）では造影3D-CT（図5-C）で評価を行いましたが，R先生どうですか？

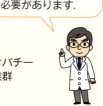

Check②
くも膜下出血の原因
- 外傷
- 脳動脈瘤
- 脳動静脈奇形・硬膜動静脈瘻
- もやもや病
- 脳動脈解離
- 脳血管炎
- 感染性動脈瘤
- 脳アミロイドアンギオパチー
- 可逆性脳血管攣縮症候群
- 静脈洞血栓症
- 脳腫瘍の出血

脳動脈瘤が圧倒的に多いですが，その他の原因にも注意する必要があります．

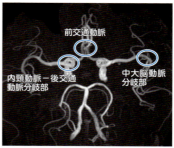

図6 参考画像　脳動脈瘤の好発部位

R：これが造影3D-CTですか？

S：正確にいえば，MIP画像ですかね（▶Check③）．

R：動脈瘤（図5-C；→）があります．えーと，これは内頸動脈-後交通動脈分岐部でしょうか？　これって破裂しているかどうか，わかるんでしょうか？

D：**動脈瘤が不整だったりすると，破裂した後と疑えますが，実際は破裂しているかどうかの判断は難しい**ことが多いです．

ちなみにS先生，治療はどうしますか？

S：動脈瘤の治療は開頭してクリップするか，カテーテルでコイル塞栓します．

D：そうですね，以前はクリップが主流でしたが，最近はコイル塞栓が増えており，2023年の医師国家試験でも金属コイルによる治療後変化が問われていました．

R：あれ？　そうでしたっけ？

D：ちなみにこの患者さんの治療後の画像を図5-Dに示しますが，R先生，どちらかわかりますか？

R：S先生お願いします！

S：**金属（図5-D；→）が限局していること**と，**周りに強いアーチファクトを引いている**ので，**コイル**かと思います．クリップだと長細い金属で，アーチファクトもあまり出ない印象です．

D：S先生，正解！　コイル塞栓の場合は金属コイルが瘤内に密に詰まっているため，このような画像所見になります．

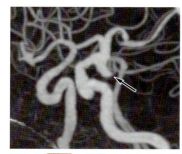

図5-C　症例2　造影3D-CT，MIP像

Check③

造影3D-CT，MIP（最大値投影）像

- 血管や異常構造を視覚化する技術です．造影剤を用いて血管を鮮明に描出し，3D画像で解析します．
- MIP画像は，特に動脈瘤や動静脈奇形の診断に有用です．

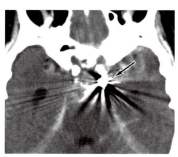

図5-D　症例2　コイル塞栓後の単純CT

症例2のPoint

- 脳底層に広がる出血（高吸収）
- くも膜下出血の原因検索には造影3D-CT

症例2の最終診断　くも膜下出血（subarachnoid hemorrhage）

3) 脳実質外出血——典型・非典型所見

症例3　50代，男性．駅の階段で転倒．

🧑‍⚕️ **診断専門医D**：50代，男性，駅の階段で倒れているところを搬送された患者さんのCT（図7-A）です．R先生，どう判断されますか？

🧑 **研修医R**：正常に見えます．

🧑‍⚕️ **D**：救急の先生は，お酒の飲み過ぎで意識障害を疑っているようですが，それでよいでしょうか？

🧑 **R**：そういう時は，たぶんD先生の引っかけなんですよね…．でも正常にみえる……．

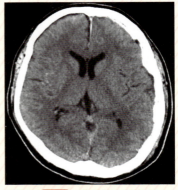

図7-A　症例3　搬送時の単純CT

👨 **専攻医S**：左の頭蓋骨がやや右より厚くみえます．ちょっとウインドウ幅を広げてみましょう！

🧑 **R**：あ，S先生が調整した画像（図7-B）では，頭蓋骨の内側に出血がみえる！

🧑‍⚕️ **D**：S先生，さすがですね．急性期の脳実質外出血はウインドウ幅を小さくしすぎると，頭蓋骨と同じようにみえるため，注意が必要です．R先生，診断はどうですか？

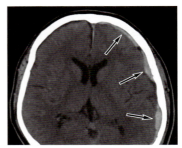

図7-B　症例3　単純CT（Aのウインドウ幅を広げた画像）

単純CT

🧑 **R**：えーっと，脳実質外出血ってことは，くも膜下か硬膜下か硬膜外出血ってことですよね．確か，図8　参考画像　のように硬膜下血腫は三日月型，硬膜外血腫は凸レンズ型，くも膜下出血は脳溝に入り込む形態だったと思うので，硬膜外血腫でしょうか？

🧑‍⚕️ **D**：R先生よく覚えている！　といいたいところですが，残念！　これは**硬膜下血腫**ですね．**硬膜下血腫は三日月が原則ですが，**

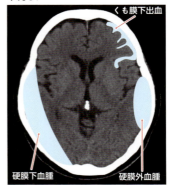

図8　参考画像　硬膜下血腫・硬膜外血腫・くも膜下出血の形態

凸レンズ型にみえることもよくあります．骨縫合部を越えていること，骨折を伴っていないことから，硬膜下血腫と判断します．**硬膜外血腫は骨折を合併し，骨縫合線を越えないことが原則です．**

S：これ，お酒に酔って階段から落ちたということですよね．怖いなぁ．たぶん，そのうちR先生がやりそうですよね……．

R：よく酒で潰れているから反論できないじゃないですか！（笑）

症例3のPoint
- 出血が骨縫合部を越えている
- 骨折を伴っていない

症例3の最終診断　急性硬膜下血腫（acute epidural hematoma）

4）脳実質外出血──ちょっとわかりにくい例も

症例4　40代，男性．化学療法前．

診断専門医D：最後にちょっとわかりにくい出血を2例紹介しましょうか．40代，男性の化学療法前のチェック目的で撮影しました（図9）．異常はありますか，R先生？

研修医R：特に異常がないようにみえます，と言っている時点で罠にはまっているんだろうなぁ……．

D：脳の皮質の模様をきちんと認識したら，みえてくると思いますよ．脳表を覆う淡く白い線 "cortical ribbon" を，きちんと認識してくださいね．

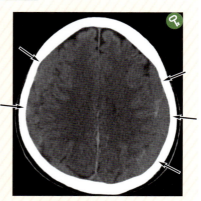

図9　症例4　単純CT

R：と言われても…．

専攻医S：**両側の大脳皮質の外側に，脳皮質と等吸収な腫瘤**（図9；→）があります．これは慢性硬膜下血腫ですか？

R：あっ！

📖 用語解説

cortical ribbon
脳の皮質表面に沿ってみられる細い線状の構造で，脳の表層に位置する灰白質の厚さを示す．画像上，この脳表の白い線が正常な構造として観察され，異常がある場合は疾患の特定に役立つ．

- **D**：脳と等吸収な硬膜下血腫は，このとおり脳皮質との関係をしっかり認識していないと診断できません．
- **R**：つらたん…．

> 症例4のPoint
> ● 両側大脳皮質の外側に，脳皮質と等吸収な腫瘤

症例4の最終診断　硬膜下血腫（epidural hematoma）

5) 脳実質外出血——脳溝が不明瞭化していたら？

症例5　20代，男性．突然の頭痛で来院．

- **診断専門医D**：もう1例，突然の頭痛で来院した20代，男性の頭部CT（図10）です．これは，key画像を出すと比較的わかりやすいかな．
- **研修医R**：ずばり，正常ですね．
- **専攻医S**：左の脳溝（図10；→）がみえるのに，右の脳溝がみえないです．
- **D**：これは何という脳溝ですか？　個人的には，これと中心溝ぐらい知っていれば，それ以外の脳溝の名称は，専門家以外は知らなくても大丈夫と思っています．

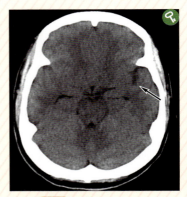

図10　症例5　単純CT

- **S**：前頭葉と側頭葉を分ける脳溝ですので，**Sylvius裂**（参考図）でしょうか．ちなみに，前頭葉と頭頂葉を分けるのが中心溝です．
- **D**：さて，R先生，なぜ右側はSylvius裂がみえていないのでしょうか？
- **R**：脳浮腫で潰れているとかでしょうか？
- **D**：その可能性もないわけではないですが，これは**脳脊髄液で薄まった血液が存在するため，脳溝が不明瞭化**しています．つまり診断は？

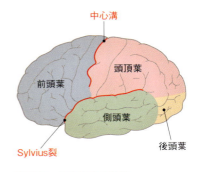

参考図　大脳皮質の解剖

R：脳溝に存在する血液ということで，**くも膜下出血**でしょうか？

D：そのとおりです！ 少量のくも膜下出血は脳脊髄液で希釈するため，脳溝の不明瞭化で発症することがあります．このため，頭痛の主訴のCTでは脳溝の左右差にも注意を払う必要があります．

> 症例5のPoint
> ● 右の脳溝（Sylvius裂）が不明瞭化（左右差あり）

症例5の最終診断 くも膜下血腫（subarachnoid hemorrhage）

Lesson 2-1

ふりかえりチェックシート

→答えは本ページ下

① 被殻・視床出血は [　　　　] の障害で [　　　　] を発症することが多い．→ 症例1

② くも膜下出血の原因は [　　　　] が圧倒的に多いが，その他の原因にも注意する．原因検索には [　　　　] かMRAを撮像する．→ 症例2

③ 硬膜下血腫は [　　　　] の形態が原則だが，[　　　　] にみえることもよくある．→ 症例3

④ 脳の皮質表面に沿ってみられる細い線状の構造を [　　　　] といい，正常構造として認識する必要がある．→ 症例4

⑤ くも膜下出血はCTで高吸収とは限らず，[　　　　] で診断することがある．→ 症例5

執筆／神田知紀

① 穿通枝，片麻痺，② 脳動脈瘤／頭部3D-CT，③ 三日月形／凸レンズ形，④ cortical ribbon，⑤ 脳溝の不明瞭化

Lesson 2-2
脳出血の信号/吸収値の変化が覚えられません

Point
- 出血は，1週間〜1か月程度高吸収が持続する．
- MRIのT1強調像・T2強調像で脳とほとんど等信号なら超急性期，T1強調像で高信号なら比較的新しい出血で，T1強調像・T2強調像ともに低信号なら慢性期．

1) 脳出血のCT所見の経時変化

研修医R：S先生，急性期の脳出血はCTで白いですよね．あれって，いつまで白いんですか？

専攻医S：1週間〜1か月ぐらいは高吸収だったと思います．

診断専門医D：そうですね，脳出血は徐々に低吸収になっていくから，明確にどの時期にどうなるとはいえないのですが，<u>脳出血は1週間頃から徐々に低吸収になりつつ縮小し，数週間〜数か月で消失する</u>といわれています．

D：実際の症例を，みてみましょうか（図1）．

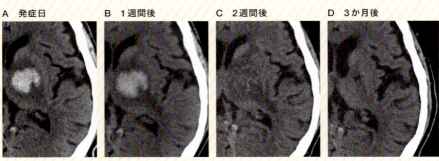

図1 症例1 脳出血の単純CTの経過

R：2週間後ぐらいにはほとんどわからなくなって，3か月後には脳より低吸収になるんですね．

D：そうですね，陳旧性の脳出血は類円形またはスリット状の低吸収となります．

S：CTでは黒くなる一方だからわかりやすいのですが，MRIはとてもややこしいんですよね．

R：え，そうなんですか？！

S：MRI所見は教科書的には表のとおりですが，様々な色が混在して判断が難しいんですよね．

D：血腫の信号変化は患者の状態や大きさ，周囲との関係により時期がずれるから，表のとおりにはなかなかいかないのですが，急性期～亜急性期か，慢性期かの判断は臨床的に重要です．私は，**T1強調像・T2強調像で脳とほとんど等信号だったら超急性期**，**T1強調像で高信号なら比較的新しい出血**で，**T1強調像・T2強調像ともに低信号だったら慢性期の出血**かなと判断しています．なお，超急性期と亜急性期では拡散強調像でも高信号となるので，脳梗塞との鑑別が重要となります．

D：実際の症例を，みてみましょうか．

表　脳出血のMRI所見の経時変化（目安）

時　期		ヘム鉄の変化	T1強調像	T2強調像
超急性期	24時間以内	オキシヘモグロビン	等信号	軽度高信号
急性期	1～3日	デオキシヘモグロビン	等信号	低信号
亜急性期早期	3日～1週間	メトヘモグロビン	高信号	低信号
亜急性期後期	1週間～1か月	メトヘモグロビン	高信号	高信号
慢性期	数か月以降	ヘモジデリン	低信号	低信号

2) 脳出血のMRI所見の経時変化

診断専門医D：脳出血発症当日のMRIです（図2）．

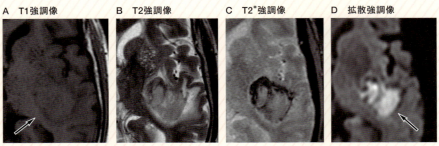

図2 症例2　脳出血発症当日（超急性期）のMRI

研修医R：T1強調像では全然わからないですね（図2-A；→）．

専攻医S：拡散強調像で高信号なので（図2-D；→），これだけみたら脳梗塞と間違えそうで怖いです．

D：脳出血3日後です（図3）．

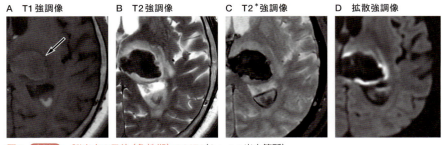

図3 症例2　脳出血3日後（急性期）のMRI（A；→：出血箇所）

R：T2強調像（図3-B）が急に低信号になりましたね！

S：側脳室内は脳実質内と色が違うんですね！ 周りの脳脊髄液が影響しているのでしょうか？

D：脳出血1週間後です（図4）．

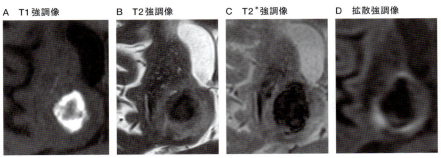

図4 症例2 脳出血1週間後（亜急性期早期）のMRI

- R：T1強調像（図4-A）が白いですね．
- S：血腫の辺縁から内部へと信号変化が生じているんですね．
- D：脳出血1か月後です（図5）．
- R：今度は，T2強調像（図5-B）や拡散強調像（図5-D）で血腫の内部が高信号になりましたね．

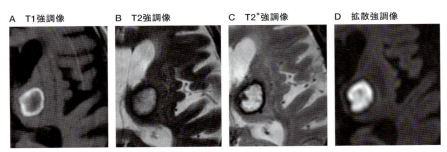

図5 症例2 脳出血1か月後（亜急性期後期）のMRI

- D：最後は脳出血1年後です（図6）．

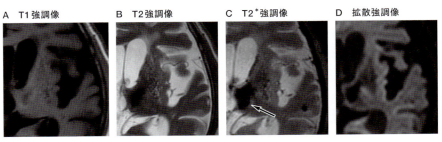

図6 症例2 脳出血1年後（慢性期）のMRI

- R：最後は全部が低信号になっていますね．
- S：ヘモジデリンを反映して，T2*強調像（図6-C；→）が一番みやすいですね．

57

3）くも膜下出血の画像所見の経時変化

🧑‍⚕️ **診断専門医D**：くも膜下出血の画像所見は，どのように変化していくか知っていますか？

🧑 **研修医R**：<u>急性期のくも膜下出血はCTで高吸収</u>ですが，MRIは使わないと思います．

🧑 **専攻医S**：一般的に，急性期のくも膜下出血はCTで診断されますが，<u>微量なくも膜下出血はFLAIR像で高信号</u>で，CTより鋭敏に検出されるため，利用されることがあります．<u>慢性期のくも膜下出血はT2*強調像で低信号</u>となり，診断に有用です．

🧑‍⚕️ **D**：S先生，正解！ 実際の画像をみてみましょうか．

🧑‍⚕️ **D**：まずは，出血翌日のCTとMRIです（図7）．

A　単純CT　　　　　B　FLAIR像　　　　　C　T2*強調像

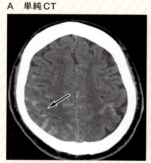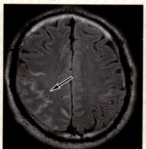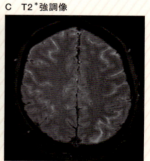

図7　症例3　くも膜下出血　出血翌日（急性期）のCTとMRI

🧑 **R**：<u>CTで脳溝が高吸収</u>で（図7-A；→），くも膜下出血ですね．FLAIR像も高信号ですが（図7-B；→），わかりにくいです．

🧑 **S**：T2*強調像は，急性期ではほとんど変化がないんですね．

🧑‍⚕️ **D**：そうですね．くも膜下出血をFLAIR像で診断するのは，初心者には難しいです．T2*強調像（図7-C）は，急性期のくも膜下出血にはあまり役に立ちません．

次は，2週間後です（図8）．

🧑 **R**：CT，FLAIR像ではわかりませんね（図8-A，B），T2*強調像では脳溝が低信号でわかります（図8-C；→）．

A 単純CT　　　B FLAIR像　　　C T2*強調像

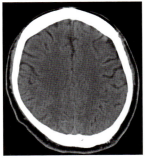 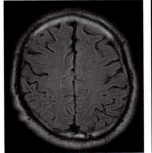 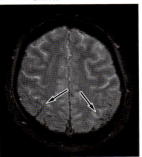

図8 症例3　出血2週間後（亜急性期後期）のCTとMRI

- S：よくみたら，CT，FLAIR像で脳溝がわずかに白いですが（図8-A，B），難しいですね．
- D：亜急性期以降はT2*強調像でないと，くも膜下出血の評価は難しいですね．

Lesson 2-2

ふりかえりチェックシート

→答えは本ページ下

① 脳出血は1週間後頃から徐々にCTで [　　　] 吸収になりつつ縮小し，数週間〜数か月で消失する． → 症例1

② 脳出血のMRI所見は，T1強調像で [　　　] 信号→ [　　　] 信号→ [　　　] 信号→，T2強調像で軽度 [　　　] 信号→ [　　　] 信号→ [　　　] 信号→ [　　　] 信号と変化することが多い． → 症例2

③ 急性期のくも膜下出血はCTで [　　　] 吸収，FLAIR像で [　　　] 信号となり鋭敏に検出できる．慢性期にはT2*強調像で [　　　] 信号となる． → 症例3

執筆／神田知紀

①低，②高／低／高／低／高／低／高，③高／高／低

Lesson 2-3

脳出血で気をつけるべきことは？

Point
- 大出血でも焦らずに，左右差をチェックして出血源を同定する．
- 皮質下出血は，高血圧以外に血管病変や腫瘍性病変で生じることが多い．

1) 左右差をよくみて出血源をみつけよう

症例1　80代，女性．意識障害．

診断専門医D：意識障害で来院した80代女性の頭部CT（図1-A）を示します．画像所見はいかがでしょう？

研修医R：小脳が高吸収で，小脳出血だと思います．

専攻医S：小脳ではなく，第四脳室が高吸収ですね．側脳室下角も開大しています．**出血による水頭症**でしょうか？

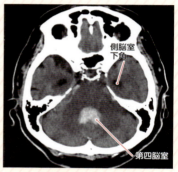

図1-A 症例1 単純CT

D：S先生が正しいです．脳室は側脳室前角→側脳室後角→側脳室体部→側脳室前角→Monro孔を通って正中の第三脳室へ→中脳水道→第四脳室→Luschka孔・Magendie孔からくも膜下腔へと連続しており，**脳室が拡大**していることから，水頭症状態を疑います．
次のスライスはいかがでしょうか（図1-B）？

R：すごいことになっています！

S：左右差を比べると，左視床に血腫を認め，出血源と考えます．視床出血の脳室穿破でしょうか？

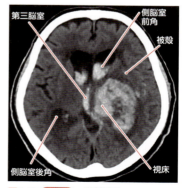

図1-B 症例1 単純CT
（Aの次のスライス）

60　2 → 脳出血

D：そうですね，**大出血になっていても焦らずに，左右差をよくみて出血源をみつけることが大事**です．脳出血が脳室に広がることを"**脳室穿破**"といいます．
R先生，次のスライスではいかがでしょうか（図1-C）？

R：側脳室体部のスライスの画像ですが，脳室内の出血がすごいとしか．やけに白質が低吸収な気がします．

D：よく気づきましたね！ **脳室周囲を中心に白質が低吸収ですが，急性水頭症で認められる所見**です．慢性水頭症では出現しないため，急性水頭症の診断に有用となる所見です．

S：これは，どう治療したんですか？

D：どこまでやるかは状況によるとは思いますが，この患者さんに関しては，脳室内にドレナージチューブを置いて，水頭症の治療を行いました．血腫に関しては自然縮小で対処されました．

用語解説

脳室穿破

脳内出血が脳室内に広がる状態で，急性水頭症を引き起こすことがある．頭痛，意識障害，吐き気が主な症状．CTやMRIで出血の広がりを確認し，緊急治療が必要となる．

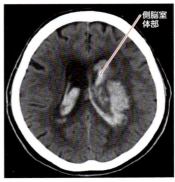

図1-C 症例1 単純CT（側脳室体部のスライス）

症例1のPoint
- 左右差あり，左視床の血腫
- 脳室拡大
- 脳室周囲を中心に白質が低吸収

症例1の最終診断 左視床の出血による急性水頭症
（acute hydrocephalus due to hemorrhage in the left thalamus）

2）外傷による脳出血

> 症例2　50代，男性．自宅で転倒．

診断専門医D：自宅で転倒した50代，男性のCT（図2-A）です．診断はいかがでしょうか？

研修医R：**左側頭部に凸レンズ型の血腫**を認め，**硬膜外血腫**を認めます．右側にも血腫があるのでしょうか（図2-A；▶）？

専攻医S：**右側頭葉の血腫は脳実質内にある**ので，脳挫傷と考えます．骨条件では**左頭頂骨に骨折線**（図2-B；→）がありますので，硬膜外血腫を示唆する所見と考えます．

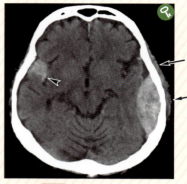

図2-A　症例2　単純CT

D：2人とも，外傷の評価はきちんとできるようになっていますね．ところで，この患者さんはどのような受傷機転が想定されるでしょうか？

R：転倒した時にあちこち頭をぶつけたのでしょうか？

S：左側頭部皮下組織内に血腫を認める（図2-A；→）ので，左側頭部の打撲を疑います．右側の脳挫傷は，コントラクー（contrecoup）でしょうか？

R：こ，こんとらくー？？

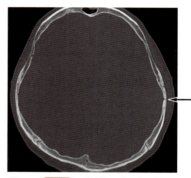

図2-B　症例2　単純CT（骨条件）

D：そうか，R先生はコントラクーを知らないんですね．頭を打ちつけた所側に生じる脳挫傷を"**直撃損傷（coup injury）**"といって，反対側に生じる脳挫傷を"**反衝損傷（contrecoup injury）**"といいます（▶Check①）．脳挫傷は，**直撃損傷より反衝損傷の方が重症なことが多い**ことが知られています．CTでは，損傷した逆側も注意深く評価することが重要となりますね．

Check①

contrecoup injury

- 頭部外傷で衝撃を受けた部位の反対側に生じる脳損傷です．
- 頭部の急激な運動で脳が反対側の頭蓋骨に衝突し，出血や脳挫傷を引き起こします．交通事故や転倒でしばしば発生します．

症例2の最終診断 脳挫傷（cerebral contusion）

> **症例2のPoint**
> - 骨折線，凸レンズ型の血腫
> - 対側に脳実質内血腫あり：contrecoup injury

D：ちなみにR先生，**びまん性軸索損傷**を覚えていますか？

R：えーっと，たしかこの前教わったような……．

D：びまん性軸索損傷は，**急激な回転・加速で大脳白質が潜在的に剪断された状態**で，CTで異常がほとんどないのに意識障害が存在する場合に疑います．**MRIのT2*強調像や磁化率強調像で撮像すると，脳梁や大脳白質に微小出血を確認**することで診断されます．

図3 参考症例 は，バイク事故で意識障害が遷延した患者さんですが，T2*強調像で両側前頭葉に微小出血を認めたため，びまん性軸索損傷と診断されました．

T2*強調像

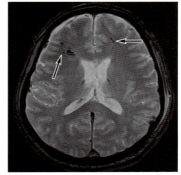

図3 参考症例 びまん性軸索損傷
両側前頭葉に微小出血を認める（→）．

3) 若年の皮質下出血をみたら？

症例3 20代，男性．左上肢の運動障害．

診断専門医D：20代，男性，左上肢の運動障害で来院した単純CTです（図4-A）．R先生，どう判断されますか？

研修医R：左大脳半球の脳表に高吸収域を認め（図4-A；→），先ほどの5つの脳実質内出血の分類（p.46, ▶Check①参照）からいくと皮質下出血でしょうか？

D：そうです！ 日本では皮質下出血と呼ばれることが多いですが，海外の教科書では"**lobar hemorrhage**"（脳葉出血）と呼ばれることが増えています．ところで，この出血の原因はどうでしょうか？

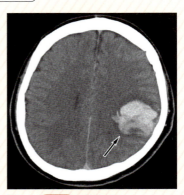

図4-A 症例3 単純CT

R：脳出血だし，高血圧が原因ですか？

D：**被殻出血・視床出血の大部分は高血圧**ですが，**皮質下出血では高血圧以外の原因も多く**，様々な鑑別を考える必要があります（▶Check②）．S先生はどう考えますか？

Check②

皮質下出血の原因

高齢者に多い
- 高血圧性（50%）
- 脳アミロイドアンギオパチー
- 脳動脈瘤
- 脳腫瘍

若年者に多い
- 脳動静脈奇形
- もやもや病

全年齢
- 脳静脈血栓症（cashew nuts sign）
- 海綿状血管腫
- 敗血症性塞栓症（感染性心内膜炎など），発熱合併

被殻出血・視床出血の大部分は高血圧ですが，皮質下出血では高血圧以外の原因も多く，様々な鑑別を考える必要があります．

専攻医S：**年齢が若い人の皮質下出血**ですので，**脳動静脈奇形**や，**もやもや病による出血**を考えた方がよいと思います．

D：そうですね，"若いのに出血"というのがポイントです．皮質下出血では原因検索のため，**造影CTやMRIを追加する**必要があります．この症例は造影CT（図4-B）を行いましたが，いかがでしょうか？

R：高吸収域の背側が長細い形で強く造影されています．何かよくわからないですね．

S：**拡張した血管を反映**していると思います．となると，**脳動静脈奇形**ですね．

D：S先生の読みどおりですね．造影CTでMIP像（図4-C）も作成していますが，R先生，画像所見はわかりますか？

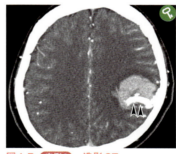

図4-B 症例3 造影CT

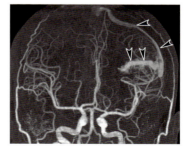

図4-C 症例3 造影CT，MIP像

R：**左大脳半球に拡張した異常血管があり，上矢状静脈洞まで連続しています**（図4-C；►）．この太い血管がみえていたってことなんですね！

D：そうです．MIP像だと一目瞭然ですね！MIP像は作成に時間がかかりますので，日常診療では横断像から診断することも重要となります．

> **症例3のPoint**
> - 若年の皮質下出血
> - 造影CTで拡張した異常血管あり

症例3の最終診断　脳動静脈奇形（cerebral arteriovenous malformation；AVM）

4）健常者の発熱で発症した皮質下多発出血は？

症例4　30代，男性．発熱・頭痛．

診断専門医D：30代，男性，発熱・頭痛で来院した単純CTです（図5-A）．R先生，どう判断されますか？

研修医R：右前頭葉に高吸収な結節を認め（図5-A；→），皮質下出血でしょうか？

専攻医S：1つだけじゃなく，小さな出血がいくつかあると思います．

R：もう少し頭側にも出血がありますね（図5-B；→）．

症例4

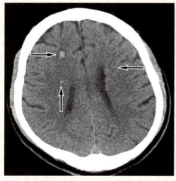 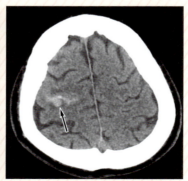

図5-A　単純CT　　　　　図5-B　単純CT（Aの背側）

D：R先生，脳では頭側・尾側は使いません．**神経管の発生に合わせて"背側・腹側"** と使うことが原則です．CTでも，頭頂部側を"背側"，頭蓋底側を"腹側"と呼びます（参考図1）．

R：え，そうなんですか！？

D：で，頭頂部の出血はどのような出血でしょうか？

R：ちょっと長細いですが，同じ皮質下出血じゃないんですか？

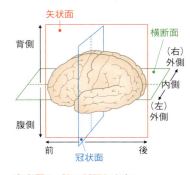

参考図1　脳の断面と方向

S：この形は脳溝に沿って広がっているようにみえますので，くも膜下に広がった出血ではないでしょうか？

D：そうです．**皮質下出血が多発**しているだけではなく，**くも膜下出血**も伴っています．診断はどのように考えるでしょうか？

R：多発していますよね．**転移性脳腫瘍**とか？

D：脳転移は良い発想ですね！ 肝転移・肺転移など，どの臓器でも多発している場合は血行性に広がった病態を考えるのは良い発想です！ ただ，この患者さんは発熱も合併しています．それを併せて考えるといかがでしょうか？

R：発熱というと感染ですか．感染が血行性に広がった状態というと……．

S：**感染性心内膜炎からの敗血症性塞栓症**が疑わしいのではないでしょうか？

D：ご名答！ 発熱で発症した患者に脳に多発する出血/脳梗塞を伴っていると，敗血症性塞栓症を疑います．特に健常者に発症すると，**感染性心内膜炎**の可能性が高いです．皮質下出血の鑑別に感染性心内膜炎も入っていましたよね．

R：あの表（p.64，▶Check②参照），そこまで覚えてられないですよ，D先生……．

D：診断の遅れにつながるので，がんばって覚えてください！

症例4の最終診断　感染性心内膜炎からの敗血症性塞栓症（septic embolism from infective endocarditis）

症例4のPoint
- 皮質下出血が多発
- 発熱を合併
- くも膜下出血あり

5）微小出血の検出に役立つシーケンスは？

症例5　50代，男性．てんかん．

診断専門医D：50代，男性，てんかんで撮影されたCT（図6-A）ですが，どうでしょうか？

専攻医S：てんかんといえば普段は「何もなし」って書くことが多い依頼ですね．

研修医R：小さな出血を認めます（図6-A；→）．皮質下出血でしょうか？

S：皮質とも接していないし，症状の原因とは関係なさそうにみえるけど……．腫瘍にしては，周囲に浮腫が乏しい気がするし．

D：そうですね，**小さくて周囲に浮腫がない**ことがポイントです．症状の原因の可能性は低いですよね．でも，出血を伴った腫瘍などと区別つかないということで，MRIが撮像されました（図6-B）．どうでしょうか？

R：**高信号と低信号が混在**しています．

S：高信号と低信号が混在していて，いわゆる**ポップコーン様（popcorn-like appearance）**を呈していて（図6-B；→），周囲への浮腫も乏しいです．**海綿状血管腫**として典型的ではないでしょうか．**T2*強調像**もみてみたいです．

R：T2*強調像はなぜ撮像するんですか？

S：**T2*強調像は微小な出血を検出でき**，他にも血管腫があれば検出できるので撮像します．

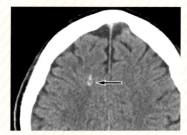

図6-A　症例5　単純CT

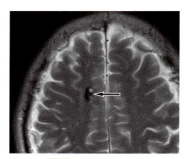

図6-B　症例5　T2強調像

用語解説

T2*強調像

gradient echo（GRE）法で撮像されたT2強調像で，微小な出血を検出するのに有用な画像．
T2*強調像は通常のT2強調像より磁化率の変化に鋭敏であり，出血の他，空気・石灰化・金属も低信号に強調されて描出される．

🧑‍⚕️ D：S先生にほとんど解説されちゃったなぁ．**血管腫は，家族性や小児期の放射線治療で多発することがあり，T2*強調像（図6-C）はその診断に有用です．**

🧑 R：T2*強調像でみると，T2強調像より低信号域が広くみえますね．

🧑‍⚕️ D：**T2*強調像や磁化率強調像は磁化率効果に鋭敏なため，出血によるヘモジデリンが大きくみえます．**診断は海綿状血管腫ですが，最近は**海綿状血管奇形**と呼ばれることもあります．

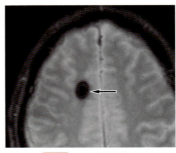

図6-C 症例5 T2*強調像

| 症例5の最終診断 | 海綿状血管腫／海綿状血管奇形（cavernous hemangioma / cavernous vascular malformation） |

症例5のPoint
- 周囲に浮腫のない微小出血
- ポップコーン様（高信号と低信号が混在）

6）硬膜下血腫とまちがえたのは？

症例6　20代，男性．頭痛と意識レベル低下．

🧑‍⚕️ 診断専門医D：最後の症例です．これはちょっと難しいですよ．頭痛と意識レベル低下を生じた20代，男性のCTです（図7-A）．

🧑 研修医R：D先生が難しいっていう症例は無理だと思うんですが……，あ，皮質下出血みっけ（図7-A；▶）！

🧑‍⚕️ D：頭蓋底周囲でみつけにくいですが，よく気づきましたね．もうひとつ所見があります．

🧑 専攻医S：右のS状静脈洞（図7-A；→）が，やや高吸収にみえる気がするのですが……．

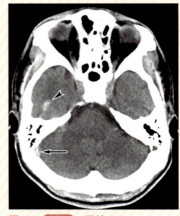

図7-A 症例6 単純CT

68　2 ⇒ 脳出血

D：お，すばらしい！ もう1枚出しますね．少し上のスライスを提示します（図7-B）．

R：右後頭部に**硬膜下血腫**（図7-B；→）が疑われます．

S：私も昔間違ったけど，R先生の指摘したものは，硬膜下血腫ではなくて**横静脈洞**だと思います．**S状静脈洞**に続いて横静脈洞も高吸収な気がします．

D：そうですね．S状静脈洞〜横静脈洞が高吸収です．静脈洞が高吸収になる病態として，多血症や脱水，血栓があります．この時に鑑別に重要となるのは，他の血管との濃度（吸収値）の比較です．どうでしょうか？

S：左中大脳動脈（図7-B；▶）と比べても，やはり高吸収にみえます．ということは，血栓でしょうか？

D：となると，次はどうしたいですか？

S：静脈洞血栓症の診断のために，MR venography（MRV）か造影CTを撮影します．

D：MRVを撮像しました（図7-C）．R先生，大丈夫ですか？ 解剖がわかりますか？

R：もともとわからないのに，異常があると全然無理です．

D：そうですね．静脈に異常が出ることは稀ですが，まず正常解剖はしっかり知っておきましょう（参考図2）．MRVでは上矢状静脈洞・直静脈洞・横静脈洞・S状静脈洞はチェックして，あとは静脈に左右差があるかどうかをみていきます．異常はいかがでしょうか？

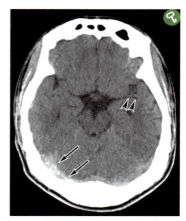

図7-B　症例6　単純CT
（Aより上のスライス）

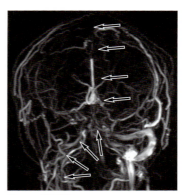

図7-C　症例6　MR venography（MRV）

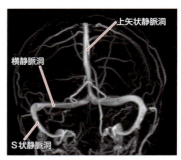

参考図2　MRV正常像

S：上矢状静脈洞〜右横静脈洞・S状静脈洞が閉塞しています（図7-C；→）．

D：診断は**脳静脈洞血栓症**でした．**静脈洞血栓症はしばしば皮質下出血を生じます**が，典型的には小さなカシューナッツに似た2cm以下の血腫で，**cashew nuts sign**と呼ばれます．小さな皮質下血腫をみたら，静脈洞血栓症を疑って，単純CTでも静脈洞の高吸収を検索することが大事になります．

症例6のPoint
- 小さな皮質下出血：cashew nuts sign
- S状静脈洞〜横静脈洞が高吸収

症例6の最終診断 脳静脈洞血栓症（cerebral venous sinus thrombosis）

Lesson 2-3

ふりかえりチェックシート

→答えは本ページ下

① 急性水頭症はCTで脳室の[　　　]と[　　　　　　]の低吸収域を認める．→ 症例1
② 脳挫傷では，損傷した逆側の[　　　　　]injuryにも気をつけて評価する．→ 症例2
③ 若年者の皮質下出血では，[　　　　　]やもやもや病による出血を考慮する．→ 症例3
④ 発熱で発症した皮質下多発出血では，感染性[　　　　]からの[　　　　　]の可能性がある．→ 症例4
⑤ T2*強調像や磁化率強調像は[　　　　　]に鋭敏であるため，出血が大きくみえる．→ 症例5
⑥ 静脈洞血栓症の診断のためには，[　　　　　　]か造影CTが推奨される．→ 症例6

執筆／神田知紀

①脳室，側脳室周囲，②contrecoup，③脳動静脈奇形，④心内膜炎／敗血症性塞栓症，⑤磁化率効果，⑥MR venography

Lesson 2-3 ふりかえりチェックシートの答え

第**3**章

脳梗塞

Lesson 3-1

脳梗塞の原因の見分け方は？

Point
- 脳梗塞の分布から脳梗塞の原因を推測しよう．
- 脳梗塞の病態に関連する画像所見を把握しよう．

1）脳梗塞の分布をみる

症例1　70代，男性．突然の左片麻痺．

研修医R：突然の右片麻痺で来院された70代，男性の患者さんのCTです（図1-A）．特に異常はないと思うのですが，いかがでしょうか？

診断専門医D：ええ？　これは大変な症例だよ！　一緒にもう一度みてみよう．

R：左大脳半球が少し黒い……気がします．

D：そうだね，もう少し表示条件を絞ってみたら，どうでしょうか（図1-B）．

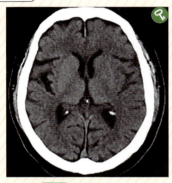

図1-A　症例1　単純CT

R：あっ！　左前頭葉〜側頭葉にかけて黒くなっています！

D：そうだね，これが **early CT sign** です．S先生，どの血管が閉塞しているかわかりますか？

専攻医S：**左中大脳動脈の起始部付近で閉塞していると思います**（図1-B；→）．

D：そのとおり．**脳血管の解剖と灌流域の理解は脳梗塞を考える上で，最も基本的で重要な**ことだね．

R：正直，よくわからないです．

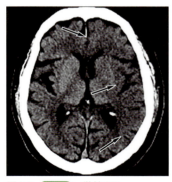

図1-B　症例1　単純CT
（Aの表示条件を変更）

D：MRIを撮り終わるまで少し説明しておきましょう．

D：図2 参考画像 （次ページ参照）のように，**脳血管は前方循環系の内頸動脈・中大脳動脈・前大脳動脈と，後方循環系の椎骨動脈・脳底動脈・後大脳動脈に分かれます．灌流域の境界は分水嶺**と呼びます．今回の症例が中大脳動脈の灌流域に一致するのはわかりますか？

R：はい，わかりました！

D：S先生，閉塞している血管で所見を拾えませんか？

S：**左中大脳動脈は対側よりも高吸収**になっています（図1-C；→）．

D：そのとおり．これは"**MCA hyperdense sign**"と呼ばれる所見で，MCAの血栓閉塞に伴う所見ですね．それでは，MRIをみてみましょう（図1-D～F）．

S：**CTで低吸収になっている領域は，拡散強調像で高信号**になっています（図1-D）．**見かけの拡散係数（ADC）は低値**を示しており，**急性期梗塞**の所見です（図1-E）．**MRAでは左内頸動脈～中大脳動脈の描出を認めません**（図1-F）．

D：そうですね．ではR先生，脳梗塞の原因は3つに分けられますが，わかりますか？

R：えーと……，血栓とかでしたっけ？

S：いやいや．脳梗塞の原因は，**アテローム血栓性脳梗塞，心原性脳塞栓症，ラクナ梗塞**の3つです（▶Check①）．

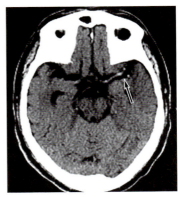

図1-C 症例1 単純CT

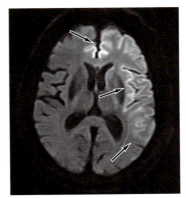

図1-D 症例1 拡散強調像

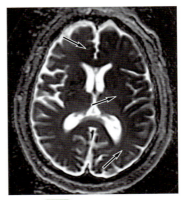

図1-E 症例1 ADC map

D：そうですね．では，この症例はどの可能性が高いでしょうか？

S：**心原性脳塞栓症**でしょうか？

D：そのとおり．では，胸部造影CTをみてみましょうか（図1-G）．

S：あっ！ 心尖部に血栓があります！ これが原因ですね！

D：そうですね．心内血栓による塞栓が原因ですね．すぐに依頼科に連絡しましょう．

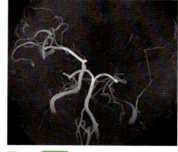

図1-F 症例1 MRA

> 症例1のPoint
> - early CT sign
> - MCA hyperdense sign
> - 左内頸動脈～中大脳動脈の描出なし

症例1の最終診断 心原性急性期脳梗塞
（cardioembolic cerebral infarction）

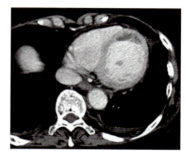

図1-G 症例1 胸部造影CT

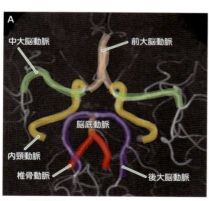
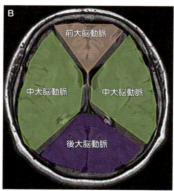

図2 参考画像 脳血管解剖（A）とその支配域（B）

Check①

脳梗塞の原因

①アテローム血栓性脳梗塞　②心原性脳塞栓症　③ラクナ梗塞

  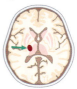

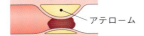

①アテローム血栓性脳梗塞：脳梗塞（→）はそれほど大きくない．血管内でアテローム（粥腫）ができ，太い血管に血栓が詰まる．
②心原性脳塞栓症：脳梗塞（→）は大きい．心臓から運ばれた血栓が詰まる．
③ラクナ梗塞：梗塞巣（→）は15mm以下で小さい．細い血管が詰まる．

2）内包後脚のわずかな左右差

症例2　80代，男性．右片麻痺．

🧑‍⚕️ **診断専門医D**：次は80代，男性，右片麻痺を自覚して来院しました．R先生，MRI（図3-A〜C）の所見はどうでしょうか？

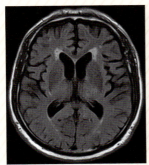 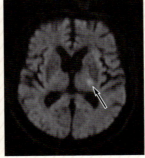 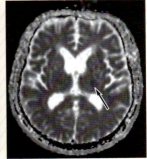

図3-A　症例2　FLAIR像　　図3-B　症例2　拡散強調像（b = 1000s/mm²）　　図3-C　症例2　ADC map

🧑 **研修医R**：拡散強調像（図3-B）では異常はないと思います．
🧑‍⚕️ **D**：それではS先生どうでしょうか？

専攻医S：**拡散強調像（図3-B）で内包後脚に左右差があり，左側でわずかに高信号**になっています．あと，**ADCも低下**しているので（図3-C），**内包後脚に限局した梗塞**があるのだと思います．

D：S先生の言うとおりですね．ちなみにADCが何かは説明できますか？

S：拡散強調像はT2強調像の影響を受けるから，真の拡散低下があるかどうかはADCで評価する……みたいな感じでしたっけ？

D：おおまかな理解としては良いと思います．**水の動きは拡散と灌流の2種類**があり，**拡散強調像はT2強調像に傾斜磁場をかけることで灌流の影響を排除して，水の拡散が低い領域を高信号にする画像**です．水の拡散はプロトンの量に影響を受けてしまうため，**拡散強調像の高信号が，真の拡散低下があるのかどうかを判断するために，ADCを確認する必要があります．**

R：具体的にどのような病態で注意したらよいのでしょうか？

D：良い質問ですね．まず，浮腫と呼んでいる病態は2つに分けられますが，わかりますか？

S：**細胞性浮腫と血管性浮腫**ですね（▶Check②）．

D：そのとおり．細胞性浮腫は脳梗塞に代表される病態で，細胞傷害によって細胞が膨化し，細胞間に存在する水分子の動きが制限された"真の拡散低下"と呼ばれる状態です．血管性浮腫は痙攣などで血管透過性が亢進した状態であり，細胞間隙が広くなり水が非常に多く存在するため，拡散強調像では高信号になります．それらの区別にADCを用います．

R：結局，どうみたらよいので

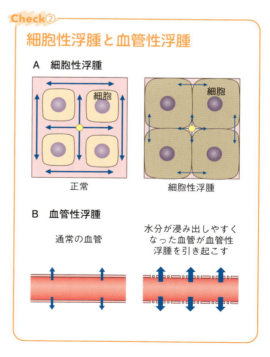

Check②

細胞性浮腫と血管性浮腫

A 細胞性浮腫

正常　　　細胞性浮腫

B 血管性浮腫

通常の血管　　　水分が浸み出しやすくなった血管が血管性浮腫を引き起こす

しょうか？

D：**細胞性浮腫はADCが低値，血管性浮腫は高値**になります．

R：なるほど．では，拡散強調像とADCはセットでみた方がよいのですね？

D：そのとおり．では，症例に戻りましょうか．確かに，左内包後脚に高信号がありそうですが，b＝3000s/mm^{2}の拡散強調像の画像（図3-D）ではどうでしょうか？

R：左内包後脚の高信号がわかりやすくなりました（図3-D；→）．このb＝3000s/mm^{2}って何なんですか？

D：これは傾斜磁場をより強くかけたもので，高いb値を使うことで拡散低下をより明瞭化することができます．今回のような小さな梗塞では特に有用ですね．さて，この脳梗塞の原因血管はわかりますか？S先生．

S：内包後脚の栄養血管は**前脈絡叢動脈**だと思います．

D：そのとおり．これは前脈絡叢動脈から分枝する穿通枝の梗塞が原因ですね．穿通枝梗塞は血管走行に沿った脳梗塞となるため，このように限局した梗塞巣になります．脳梗塞の分類では，**ラクナ梗塞**が該当します．他の穿通枝については後で教科書をみておいてください．

R：はい，わかりました！

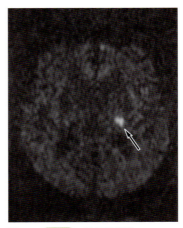

図3-D 症例2 拡散強調像
（b＝3000s/mm^2）

用語解説

前脈絡叢動脈（anterior choroidal artery；AchoA）

内頸動脈C3から分岐し，脳の深部構造（視索，扁桃体，内包後脚，黒質など）に血液を供給する重要な血管枝である．

症例2のPoint

- 拡散強調像で内包後脚に左右差あり，左側でわずかな高信号，ADC低値（細胞性浮腫）
- 内包後脚に限局した梗塞

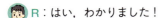

症例2の最終診断　前脈絡叢動脈の分枝の急性期ラクナ梗塞（acute lunar infarction of perforator branches from the anterior choroidal artery）

執筆／原田太以佑

Lesson 3-2
脳梗塞の信号の経時的変化が覚えられません

Point ● 発症からの経過時間と，拡散強調像とADCの関係を理解しよう．

1) 経時変化と背景疾患を考慮する

症例1　70代，女性．意識障害，片麻痺．

診断専門医D：70代，女性の意識障害と片麻痺の患者さんのMRIです（図1-A，B）．

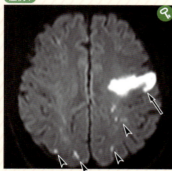
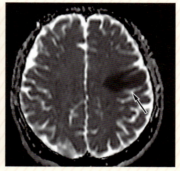

図1-A　拡散強調像　　　図1-B　ADC map

研修医R：拡散強調像で左前頭葉に大きな梗塞があり（図1-A；→），他にも小さな梗塞が多発しています（図1-A；▻）．**ADCは低値**になっています（図1-B；→）（▶Check）．

D：そうですね．原因についてはどうでしょうか？

専攻医S：うーん……，大脳の左右に梗塞が多発しているので……何か背景となる病態があると思います．

D：いいところに気づきましたね，この方は**子宮頸癌の全身転移**があり，化学療法をしています．

Check
拡散強調像高信号，ADC低下？

MRIで撮像された画像そのものを評価する場合（T2強調像，拡散強調像など）は高/低信号と記載しますが，そこから計算されて作られた画像は，○○map（ADC，CBV/脳血液量など）と呼ばれ，高/低値あるいは上昇/低下と記載します．使い分けに注意しましょう．

S：となると，Trousseau症候群でしょうか？

D：そのとおり．

R：今までの梗塞とは違うのは何となくわかるのですが，どう考えたらよいのでしょうか？

D：心原性脳塞栓症のように太い血管が障害されておらず，ラクナ梗塞としては梗塞巣が大きすぎます．**アテローム血栓性は内頸動脈などのプラークが破綻して起こるため，一側性の梗塞を作ることがほとんど**です．この方は脳梗塞が両側に多発しているため，全身的な血液凝固異常が生じるような病態を想定する必要があります．他にどのような病態を鑑別に考えましたか？

S：Trousseau症候群の他に，**播種性血管内凝固症候群**や好酸球性多発血管炎性肉芽腫症などでしょうか？

D：すばらしい．あとは，**肺動静脈瘻**のような左右短絡を鑑別に挙げるとよいかもしれませんね．**Trousseau症候群は悪性腫瘍に合併する凝固異常**です．様々な原因で小さな血栓が多発している病態が推測される場合には，**背景疾患の検索が重要**です．

R：なるほどー，わかりました．

D：それでは，この患者さんの経時変化をみてみましょう．発症2週間後（図1-C, D），2か月後（図1-E, F），2年後（図1-G）の画像について，S先生，所見を拾ってみてください．

S：**2週間後では小さな梗塞は不明瞭化して，左前頭葉の大きな梗塞の信号は淡くなっています**（図1-C；→）．ADCの低下もなくなり，周囲の脳実質に近い値になっています（図1-D）．

用語解説

播種性血管内凝固症候群（disseminated intravascular coagulation；DIC）
様々な要因により全身の微小血管内で凝固系と線溶系が亢進し，出血や臓器障害を引き起こす病態．脳以外には肺や肝臓，腎臓などで微小血栓や出血，多臓器障害を呈することがある．

用語解説

好酸球性多発血管炎性肉芽腫症（eosinophilic granulomatosis with polyangiitis；EGPA）
気管支喘息や副鼻腔炎が先行し，好酸球増多と血管炎を生じる全身性の血管炎．脳梗塞の他に，末梢神経炎や紫斑，様々な臓器障害を引き起こす．

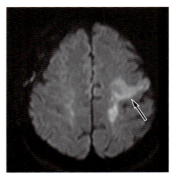

図1-C　症例1　2週間後の拡散強調像

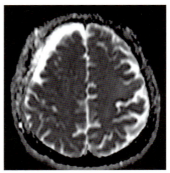

図1-D　症例1　2週間後のADC map

D：いいですね．発症から 1〜4 週間以内の亜急性期では拡散強調像や ADC で周囲脳実質と等信号になることがあり，**pseudonormalization** と呼ばれます．

S：2 か月後ですと，**拡散強調像の信号がまだらで**（図1-E；→），**ADC の低下はありません**（図1-F；→）．

D：そうですね．脳梗塞発症から 1 か月以上経ったので慢性期です．2 年後の画像では，病変部は T1 強調像で明瞭な低信号で（図1-G；→），いわゆる軟化症といわれる状態であり，脳梗塞巣が壊死を起こして瘢痕化していく過程を示しています．さて，脳梗塞の経時変化をみる際に注意すべき点として，どのようなものがあるでしょうか？

S：再開通した症例での出血でしょうか？

D：そのとおり．特に，塞栓性梗塞で閉塞した血管が再開通した際に，再灌流域で出血を起こし，出血性梗塞を形成することがあります．あとは，亜急性期梗塞は造影剤を投与すると増強されることがあります．**脳梗塞により血液脳関門（BBB）が破綻するため**ですね．

R：今度，気をつけてみてみます！

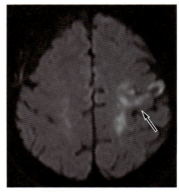

図1-E 症例1　2か月後の拡散強調像

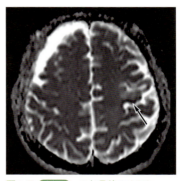

図1-F 症例1　2か月後の ADC map

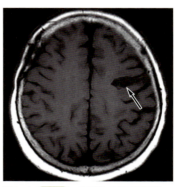

図1-G 症例1　2年後の T1 強調像

症例1のPoint
- 拡散強調像で梗塞あり，ADC 低値
- 2 週間後に梗塞が不明瞭化
- 2 か月後に拡散強調像の信号はまだらで ADC 低下なし

症例1の最終診断　Trousseau 症候群（Trousseau syndrome）

COLUMN

頻度が高い疾患のレポートの注意点

- 頭部MRI検査は，脳卒中，脳転移検索，スクリーニング検査が多くを占めるため，定型文のようにほとんど同じ記述になってしまうことが多い．しかし，レポートを受け取る臨床医からみると，それは一期一会の重要なレポートであることは間違いない．
- レポートを書く際には，その患者の病態に応じた記載をすべきであり，臨床的な意思決定に考慮してもらえるような記載をしたい．また，脳卒中のように画像検査が治療方針に深く関与しうる病態では，臨床的な意義を考慮して"迅速に"，"要点を押さえた（簡潔な）"レポートを常に心がけていきたいものである．

Lesson 3-1～2

ふりかえりチェックシート

→答えは本ページ下

① 脳血管は前方循環系の内頚動脈・[　　　]動脈・前大脳動脈と，後方循環系の椎骨動脈・[　　　]動脈・後大脳動脈に分かれる．
→Lesson 3-1 症例1

② 細胞性浮腫はADCが[　　　]値，血管性浮腫はADCが[　　　]値になる．→Lesson 3-1 症例2

③ 脳梗塞の発症から1〜4週間以内の亜急性期で拡散強調像やADCで周囲脳実質と等信号になることがあり，[　　　　　]と呼ぶ．→Lesson 3-2

④ 脳梗塞の経時変化をみる際，再灌流域での[　　　　]に注意する．→Lesson 3-2

⑤ 亜急性期梗塞は造影効果を示すことがある．これは脳梗塞により[　　　　]が破綻するためである．→Lesson 3-2

執筆／原田太以佑

Lesson 3-1〜2 ふりかえりチェックシートの答え
①中大脳，脳底　②低，高　③pseudonormalization　④出血　⑤血液脳関門（BBB）

Lesson 3-3

脳梗塞で気をつけるべきことは？

Point ● 血栓の性状と治療方針の関係性を理解しよう．

1) 血栓の種類と治療法（1）――赤色血栓

症例1　70代，男性．突然の右片麻痺．

🧑 診断専門医D：救急から，70代，男性の右片麻痺です（図1）．

👨 研修医R：左中大脳動脈領域が拡散強調像で高信号で（図1-A；→），MRAでも左中大脳動脈はM1から閉塞しており（図1-B；→），急性期脳梗塞ですね！

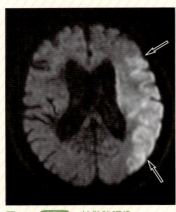 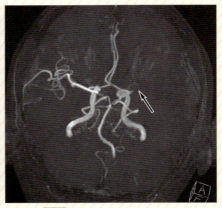

図1-A　症例1　拡散強調像　　図1-B　症例1　MRA

🧑 D：画像所見はしっかり拾えるようになってきましたね！　さて，急性期脳梗塞の治療はどのようなものがあるか，わかりますか？

👨 R：血栓溶解とカテーテル治療ですね（▶Check）．

🧑 D：そうです．血栓溶解療法でのアルテプラーゼ（t-PA）投与の適応はわかりますか？

🧑 専攻医S：発症4.5時間以内です．

🧑 D：そのとおり．ただ，治療法の選択には血栓の性状も考えなくちゃ

いけないけど，血栓の種類はわかりますか？

R：血栓に種類があるんですか……？

D：はい，血栓には，**赤血球とフィブリンから構成される赤色血栓**と，**血小板の凝集により構成される白色血栓**に分けられます．さて，この症例はどっちだと思いますか？

S：**T2*強調像で左M1の閉塞部で低信号が目立つ**ので（図1-C；→），赤色血栓だと思います．

D：そのとおり．この所見はsusceptibility vessel sign (SVS) と呼ばれるもので，赤色血栓を示唆する所見ですね．赤色血栓ではt-PAによる血栓溶解が期待できます．ちなみに，t-PAを投与する際の注意点はどんなものがありますか？

R：どこかで出血している場合は使用禁止だと思います．

D：そうです．特に脳梗塞は大動脈解離が原因の場合があるので，t-PA投与前に，CTで大動脈解離を除外しておくのがベターですね．

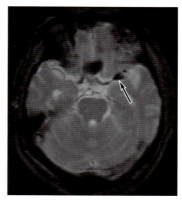

図1-C 症例1 T2*強調像

用語解説

susceptibility vessel sign (SVS)
T2*強調像でみられる急性期脳梗塞の所見で，主に赤色血栓に起因する．主幹動脈内の血栓を低信号として描出し，血栓の位置や量の評価に有用．特に心原性脳塞栓症で顕著に現れ，血管内治療の適応判断に役立つ．

症例1の最終診断 急性期脳梗塞，赤色血栓（acute cerebral infarction, red clot）

症例1のPoint

- 左中大脳動脈領域が拡散強調像で高信号，MRAでM1から閉塞
- T2*強調像で左M1閉塞部での低信号；SVS所見

Check

脳梗塞の治療法：適応となる病態と作用機序

- 抗凝固療法は，心房細動などによる脳梗塞の予防に効果的で，血栓形成を抑制します．
- それぞれの病態に即した薬剤を選択しましょう．

血栓溶解療法
動脈内
プラスミノゲン → t-PA
プラスミン
フィブリン分解
t-PA プラスミノゲン プラスミン

抗血小板療法
主に動脈内
血小板の凝固 抗血小板薬
白色血栓
血小板 プラーク

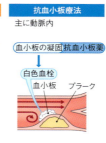

抗凝固療法
主に左心房や静脈内
凝固因子 抗凝固薬
フィブリン網の形成
赤色血栓 赤血球
フィブリン

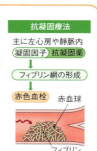

2) 血栓の種類と治療法 (2) ── 白色血栓

> 症例2　40代，男性．突然発症の左片麻痺．

🧑‍⚕️ **診断専門医D**：また救急症例です．40代，男性，突然発症の左片麻痺です．MRI所見はいかがでしょうか（図2）．

🧑 **研修医R**：この症例は**右中大脳動脈領域が拡散強調像で高信号**（図2-A；→），FLAIR像では高信号はないので（図2-B），超急性期〜急性期梗塞です．

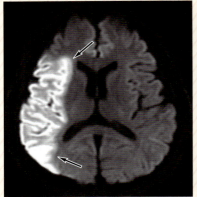 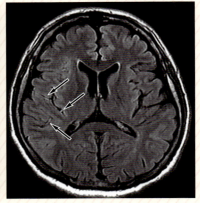

図2-A　拡散強調像　　　　図2-B　FLAIR像

🧑‍⚕️ **D**：惜しい．**FLAIR像では脳溝に点状の高信号があり**（図2-B；→），**低灌流の血管をみており**，**ivy sign**と呼ばれます．MRAでも右MCAが閉塞していますね（図2-C；→）．血栓の性状はどうでしょうか？

🧑 **R**：T2*強調像で異常信号がないので（図2-D；→），白色血栓でしょうか．となるとt-PAか抗血小板療法を優先させるべきでしょうか？

🧑‍⚕️ **D**：そうですね．ただし，白色血栓は赤色血栓と比べて固く，t-PAの効果に乏しいことがあるため，**血栓回収術**もできるようにスタンバイしておいた方がよいですね．

🧑 **専攻医S**：この方は40代と若いですが，何か原因はあるのでしょうか？

症例2

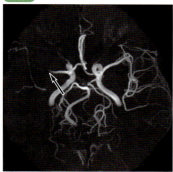
図2-C　MRA

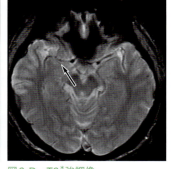
図2-D　T2*強調像

D：良いところに気づきましたね．脳梗塞の原因を考えるのは非常に重要なことです．この症例はSLEと抗リン脂質抗体症候群を合併しているので，血栓形成に関与していると考えられます．

症例2のPoint
- 右中大脳動脈領域が拡散強調像で高信号，FLAIR像で脳溝に点状高信号
- T2*強調像で異常信号なし

症例2の最終診断 急性期脳梗塞，白色血栓
(acute cerebral infarction, white thrombus)

Lesson 3-3

ふりかえりチェックシート

→答えは本ページ下

① 血栓には赤色血栓と白色血栓があり，SVSを示す場合は [　　　] 血栓を示唆する．→ 症例1
② 急性期脳梗塞の治療は [　　　] をまずは考慮するが，白色血栓の場合は [　　　] も考慮する．→ 症例2

執筆／原田太以佑

① 赤色，② t-PA／血栓回収術

Lesson 3-4
慢性期の脳梗塞はどうやってみればよいのでしょうか？

Point ●慢性期の虚血に伴う変化を理解しよう．

1）慢性期脳梗塞：虚血に伴う変化の評価

症例1　80代，男性．脳梗塞の経過観察．

研修医R：80代，男性，脳梗塞の経過観察MRIです（図1）．前回と変わりないです．

診断専門医D：そうですね．この症例のように**虚血に伴う変化を評価するというのは，脳の読影のはじめの一歩**，でしょうか．白質病変が2種類あるのはわかりますか？

S：**側脳室周囲病変（periventricular hyperintensity；PVH）と深部皮質下白質病変（deep and subcortical white matter hyperintensity；DSWMH）**ですね．

D：そのとおり．側脳室壁に連続してみられる病変がPVH，側脳室からやや離れた白質病変がDSWMHです．重症度は『脳ドックのガイドライン』を参照にするとわかりやすいです（表1，2，図2）[1]．この症例は，Grade 3〜4だと思います．病変が高度になるほど，認知機能に影響を与えるといわれています．

R：**両側基底核や視床にT2強調像で小さな高信号がたくさんあります**（図1-A；→，►）が，これはどう評価したらよいでしょうか？

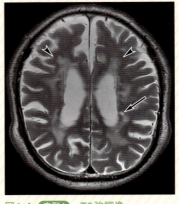

図1-A　症例1　T2強調像

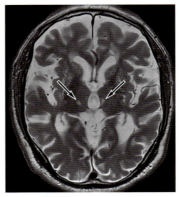

図1-B　症例1　T2強調像

86　3 → 脳梗塞

表1 脳ドックのガイドラインにおける側脳室周囲病変（PVH）のGrade分類

Grade	Shinoharaら2007（一部改変）	Fazekasら1991（参考）
0	なし，または"periventricular rim"のみ	Absence
I	"periventricular cap"のような限局性病変	"cap"or pencil-thin lining
II	脳室周囲全域にやや厚く拡がる病変	Smooth "halo"
III	深部白質にまで及ぶ不規則な病変	Irregular PVH extending into the deep white matter
IV	深部〜皮質下白質にまで及ぶ広汎な病変	—

（文献1）より転載）

表2 脳ドックのガイドラインにおける深部皮質下白質病変（DSWMH）のGrade分類

Grade	Shinoharaら2007（一部改変）	Fazekasら1991（参考）
0	なし	Absence
1	直径3mm未満の点状病変，または拡大血管周囲腔	Punctate foci
2	3mm以上の斑状で散在性の皮質下〜深部白質の病変	Beginning confluence of foci
3	境界不鮮明な融合傾向を示す皮質下〜深部白質の病変	Large confluent areas
4	融合して白質の大部分に広く分布する病変	—

（文献1）より改変して転載）

PVH grading

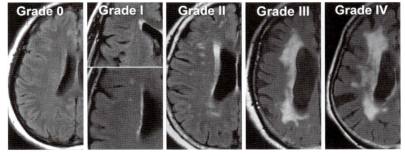

DSWMH grading

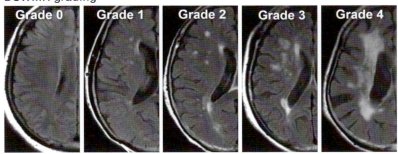

図2 側脳室周囲病変（PVH）と深部皮質下白質病変（DSWMH）のGrade分類（FLAIR像）
（文献1）より改変して転載）

S：基底核は**血管周囲腔の拡張**（図1-A, C；▷），視床は**ラクナ梗塞**（図1-A〜C；→）だと思います．

D：そのとおり．血管周囲腔は，血管周囲の脳脊髄液をみているため，FLAIR像（図1-C）では同定できません．基底核や視床下部に認めることが多く，大脳白質に線状にみえることもあります．ラクナ梗塞はFLAIR像では中心部に点状の低信号があり（図1-D；→），周囲に高信号があります．この症例では，側脳室周囲にも複数のラクナ梗塞がありますね．

R：T2*強調像は何をみたらよいのでしょうか？

D：**T2*強調像は磁化率変化に鋭敏な画像ですので，微小出血の評価に優れています**．この症例では，両側視床や側脳室周囲に点状の低信号があり（図1-E；▷），微小出血を疑います．白質病変と同様に，微小出血も多数あると認知機能に影響があるといわれています（▶COLUMN②参照）．

R：なるほど，経過観察ではどのような点に注意してみたらよいのでしょうか？

D：今まで説明した内容，つまり，**白質病変の範囲，ラクナ梗塞や微小出血の数や大きさなどが変化していないことを確認**するのが重要でしょうか．**拡散強調像があれば，急性期梗塞の有無も評価**できますね．

R：わかりました！ もう少しレポートを修正してみます．

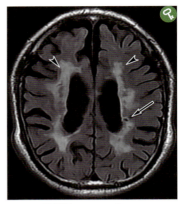

図1-C 症例1 FLAIR像

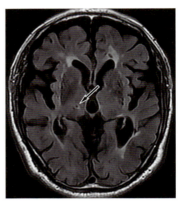

図1-D 症例1 FLAIR像

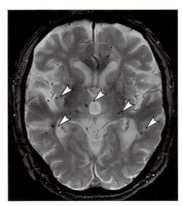

図1-E 症例1 T2*強調像

> **症例1の最終診断　ラクナ梗塞**
> **(lacunar infarction)**

症例1のPoint

- 白質病変，血管周囲腔，ラクナ梗塞を理解する．
- 病変の範囲や数を前回と比較する．

COLUMN

①白質病変の記載方法について

- PVHやDSWMHのような白質病変は，加齢に伴う脳小血管病による慢性虚血性変化により生じる．脳ドックのガイドラインでは無症候性白質病変や無症候性梗塞と呼ばれているが，実臨床で読影する際には"無症候"であるかどうかがわからないため，この名称を使うことは適切とはいいがたい．国際的には非特異的白質病変 (nonspecific white matter changes/lesions) と呼ばれているが，この名称もレポートを受け取る臨床医からみると好ましい用語ではない．
- 厳密な定義は難しいものであるが，参考までに，自施設では脳ドックのガイドラインのGrade 0〜1相当の病変は加齢性変化，Grade 3〜4は虚血性変化のように，病的意義があるかどうかを書き分けるようにしている．また，脳梗塞は病的意義が明らかであるため，白質病変とは別に記載をしている．

②微小出血の最近の事情

- 微小出血はT2*強調像または磁化率強調像 (T2*強調像よりもより微細な病変を検出できる画像) を用いて評価をするが，関連する病態としては頭部外傷に伴うびまん性軸索損傷や脂肪塞栓症の診断に重要な所見である．
- アルツハイマー型認知症に関連して脳アミロイド血管症 (amyloid angiopathy) や疾患修飾薬/治療薬によるアミロイド関連画像異常 (ARIA) の診断で注目されており，ぜひ教科書で一読をお勧めしたい[2]．

Lesson 3-4

ふりかえりチェックシート

→答えは本ページ下

① 脳白質病変には [　　　] と [　　　] の2種類がある．
② T2*強調像は磁化率変化に鋭敏なため，[　　　] の評価に優れる．
③ 脳梗塞の経過観察では [　　　] の範囲，ラクナ梗塞や [　　　] の数や大きさなどが変化していないことを確認する．

参考文献

1) 日本脳ドック学会 脳卒中・認知症予防のための医学会 脳ドックのガイドライン2019改訂委員会（編）；脳ドックのガイドライン2019, 改訂・第5版．響文社, p.34-41, 2019.
2) 青木茂樹・他（編）；画像診断別冊KEY BOOKシリーズ よくわかる脳MRI, 改訂第4版．学研メディカル秀潤社, 2020.

執筆／原田太以佑

① PVH／DSWMH, ② 微小出血, ③ 白質病変／微小出血

第4章

各シーケンスの
特徴・役割

Lesson 4-1

T2強調像で低信号の病変を みたら何を考えたらよいですか？

Point ● T2強調像で低信号になる機序：T2値短縮・速い血流・低いプロトン密度．

1) 無症状で偶然見つけた被殻病変は何？

症例1 20代，女性．無症状で偶然発見された左被殻病変．

診断専門医D：20代，女性，無症状で偶然発見された左被殻病変の精査目的でMRIを撮像されました（図1-A）．どう考えますか？

研修医R：何らかの腫瘍を疑います！

D：その当てずっぽうな診断では，依頼医に呆れられてしまいますよ．まずはしっかり観察して，どのような病変かを表現してみましょう．

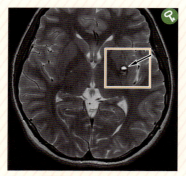

図1-A **症例1** T2強調像

R：楕円形の白黒病変があります（図1-A；→）．

D：少し情報が増えましたね．S先生，いかがですか？

専攻医S：<u>左被殻にT2強調像で強い低信号を示す辺縁を有する楕円形の結節</u>があり，内部には前方がCSFに近い高信号，後方が強い低信号を示す液面形成を認めます．

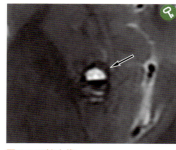

図1-Aの拡大像

D：重要な情報がいくつか追加されました．さて，T2強調像で強い低信号を呈する領域が目立つ病変ですが，T2強調像で低信号になる機序は覚えていますか？

R：ぽかーん……．あ，声に出てた．

S：T2強調像で低信号になる機序には，**T2値短縮・速い血流・低いプロトン密度**があります（▶Check）．多くの病変はT2強調像で高信号になりやすいので，T2強調像で低信号の病態というのは特殊ですよね．

> **Check**
>
> ## T2強調像で低信号を呈する病変
>
> **T2値短縮**
> - 血腫，ヘモジデリン沈着
> - 脳アミロイドアンギオパチー
> - 海綿状血管奇形
> - 金属沈着（真菌感染症，代謝性疾患など）
> - 悪性黒色腫（メラニン）
>
> **速い血流**
> - 動静脈奇形
> - もやもや病
>
> **低いプロトン密度**
> - 密な石灰化
> - 高蛋白の液体
> - 高細胞密度や線維化を示す病変（悪性リンパ腫の一部，髄膜腫，肉芽腫など）
> - 空気（気脳症，ガス産生菌，潜函病など）

多くの病変はT2強調像で高信号になりやすいので，T2強調像で低信号を呈する病態を頭に入れておくとよいでしょう．

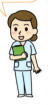

D：そうですね．脳の多くの病変はT2強調像で高信号，T1強調像で低信号を呈しやすいので，そうではないパターンを頭に入れておくと鑑別を絞りやすいです．さて，スライスを移してみると，このようなものがみえました（図1-B）．いかがでしょうか？

R：**左側脳室の内外にまたがる低信号の管状の構造**があります（図1-B；→）．

D：お，局在と形態の情報を含めて表現できるようになりましたね．S先生，いかがでしょうか？

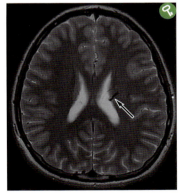

図1-B 症例1 T2強調像

S：R先生が指摘してくれた構造は，**拡張した静脈**ですね．造影MRIでみるとよりわかりやすいですが，**umbrella sign**あるいは**caput medusae sign**と呼ばれる特徴的な像を呈しており（図1-C；→），**developmental venous anomaly（DVA）**に合致します．

R：ほんとだ！ 傘っぽい！

D：さて，DVAの診断がついたところで，R先生，最初にみてもらった病変の診断はいかがですか？

R：静脈に関連した病変……．**脳梗塞**とか**血管炎**とかですか？

D：無症状で偶然発見なので，脳血管障害やアクティブな炎症性疾患の可能性は下がると思います．病歴は大事ですね．

R：そうだった！ 無症状なのか．

S：**左被殻病変には液面形成**も認められますが，より**比重の高い構造がT2強調像で低信号**なので（図1-A；→），これは**病変内の出血を反映**しているのだと思います．DVAを合併していますし，この病変は**静脈性血管奇形（venous malformation；VM）**ですね！

D：はい，お見事です．**VMは拡張した毛細血管の集簇からなる血管奇形**で，"海綿状血管腫"とも呼ばれますが，腫瘍性増殖があるわけではないので，近年ではISSVA（The International Society for the Study of Vascular Anomalies）分類に則り，venous malformationと呼ぶことが推奨されています．

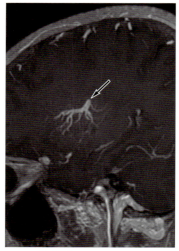

図1-C 症例1 脂肪抑制造影T1強調矢状断像

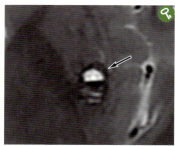

図1-A 症例1 T2強調像の拡大像（再掲）

A 単純CT
（発症当日，脳室ドレナージ直後） B T2強調像

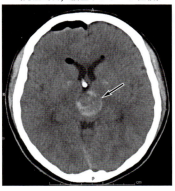
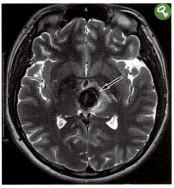

C T1強調像

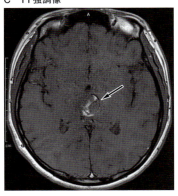

図2 参考症例　30代，女性　中脳のCASH lesion
A〜C：第三脳室周囲に単純CTで高吸収（A；→），T2強調像で強い低信号＋周囲浮腫状高信号（B；→），T1強調像で一部強い高信号（C；→）を呈する腫瘤を認める．海綿状血管奇形の出血（CASH lesion）であった．

D：**様々な時期の出血や血栓を含むので，高信号と低信号が混在して，辺縁にはヘモジデリン沈着を示す低信号帯**が認められます．本症例は無症状でしたが，時にCASH lesion🔍と呼ばれる，症候性の出血を合併することがあります（図2 参考症例 ；→）．

症例1の最終診断 DVAを合併した静脈性血管奇形（venous malformation + developmental venous anomaly）

🔍**用語解説**

CASH（cavernous angioma with symptomatic hemorrhage）lesion
脳内の血管奇形が出血や虚血を引き起こし，突然の神経学的症状（頭痛，麻痺，痙攣など）を発症する．早急な診断と適切な治療が必要となる．

症例1のPoint
- 左側脳室に拡張した静脈，umbrella sign
- 左被殻に出血を反映したT2強調像で強い低信号を示す病変

2）突然の意識障害と片麻痺　――異常信号の分布をみる

> 症例2　60代，男性．突然の意識障害と左片麻痺．

診断専門医D：R先生，こちらの症例はどうでしょうか（図3-A）？ 60代の男性で，突然の意識障害と左片麻痺があります．

研修医R：異常は見当たりません．

D：と，言われると思って，拡大して矢印をつけてみました（図3-B；→）．

R：あ，何かある．T2強調像ですごい低信号だから，さっきと同じvenous malformation（VM）ですね！

D：違います．

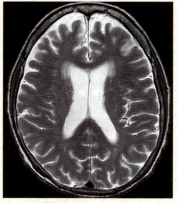

図3-A　症例2　T2強調像

専攻医S：こんなに小さなVMが，突然の意識障害と左片麻痺の原因にはならないと思います．とはいえ，症状の割に所見がすごく軽微なのは気になりますね．他のシーケンスではどうなっていますか？

D：この病変だけで異常が説明づけられるか，という着眼点はとても重要です．追加の画像をお示しします（図3-C，D）．

S：T2*強調像では，T2強調像に比べて病変の低信号がより大きくみえます（図3-C；→）．"blooming effect"ですね．

R：何ですかそれ？

D：磁化率の異なる物質の存在による磁場の歪みにより，スピンのdephasing（位相緩和）が速く進み，信号低下を引き起こす現象ですね．

S：拡散強調像では，右の頭頂葉～後頭葉に皮質に沿った高信号域が認められます

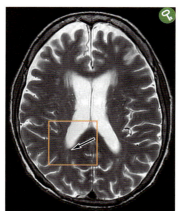

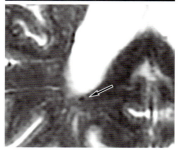

図3-B　症例2　T2強調像（Aの再掲，下は拡大像）

96　4 ⇒ 各シーケンスの特徴・役割

（図3-D；○印）．突然の意識障害・左片麻痺なので，**脳梗塞**？ 点状のT2/T2*強調像での低信号はなんだろう……う〜ん，出血ですか？

🧑 D：それにお答えする前に，異常信号の分布から，もう少し詳しい機序を考察できますでしょうか．

🧑 S：はい，拡散強調像の高信号域はMCAとPCAの支配域に分布していて，皮質に限局しています．脳梗塞だとすると，embolic showerによる**皮質枝末梢レベルの塞栓**でしょうか？

🧑 R：わお！

🧑 D：とても鋭いご指摘です．さて，この小さなT2強調像の低信号病変は，出血を反映したものではありません．この単純CT（図3-E）ではいかがですか？

🧑 R：あ，空気だ（図3-E；→）！

🧑 S：**空気塞栓**だったんですね……．なるほど．

🧑 D：はい，そのとおりです．つい忘れがちですが，体内に比べて空気中にプロトンはほとんど含まれないので，**空気はMRIではT1強調像でもT2強調像でも低信号（無信号）**になります．この症例では中心静脈ポート留置を直前に行っており，その関与が疑われています．

🧑 S：単純CTをみたら，はっきり空気だということが確認できました．CTは，やはり重要ですね．

🧑 R：空気がMRIで低信号って初めて知りました．

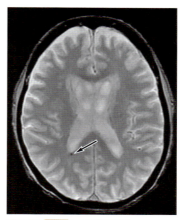

図3-C 症例2 T2*強調像

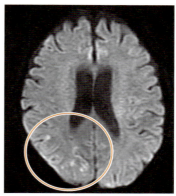

図3-D 症例2 拡散強調像

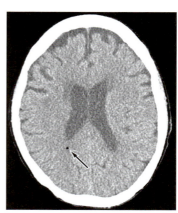

図3-E 症例2 単純CT

D：実は毎回空気が低信号であることはみているはずです．MRIの撮像範囲内にも，人体の外には空気が満ちているのに真っ黒ですよね．

R：たしかに！ 存在が当たり前すぎて盲点になってました．

D：**空気塞栓症は，中心静脈カテーテル・透析回路への空気の混入，開心術や大血管手術，胸部外傷，ダイビング中の肺胞破裂などが原因で生じます**．本症例のように所見があまり目立たないことが多く，原因（気泡）がMRIで指摘困難であるということもよく覚えておいてください．

症例2のPoint
- 拡散強調像の高信号がMCAとPCAの支配域に分布し，皮質に限局
- 単純CTで空気の点状低吸収域

症例2の最終診断　空気塞栓症（air embolism）

Lesson 4-1

ふりかえりチェックシート

→答えは本ページ下

① T2強調像で低信号を呈する病変のうち，速い血流によるものとして [　　　　]，もやもや病があげられる．→ 症例1
② T2強調像で低信号を呈する病変のうち，低いプロトン密度によるものとして，石灰化，高蛋白の液体，高細胞密度や線維化を示す病変の他，[　　　]があげられる．→ 症例2

執筆／黒川 遼

①動脈瘤内腔，②空気

Lesson 4-2
T1強調像で高信号の病変をみたら何を考えたらよいですか？

Point
- T1強調像で高信号になるもの：脂肪，出血，高蛋白の液体，常磁性体（メトヘモグロビン，メラニン，ガドリニウム，マンガン），石灰化，下垂体後葉．

1) 両側淡蒼球のT1強調像での異常高信号——原因は？

> 症例1　50代，女性．急性発症の精神症状．

診断専門医D：50代，女性，急性発症の精神症状の症例です（図1-A）．いかがでしょうか？

研修医R：正常な脳のMRIだと思います．

D：そうでしょうか？ こちらの健常者のT1強調像（図2　参考画像）と見比べて，何か気づくことはありませんか？

R：（しばらくして）……あ，両側の基底核が白い！

専攻医S：両側淡蒼球が高信号ですね．よくみると健常者と比べてあちこちの皮質も腫脹しているような．他のシーケンスではどうなっていますか？

D：R先生，正解です．S先生，さすが，鋭いですね．<u>両側淡蒼球が異常な高信号</u>を呈しているだけでなく，<u>両側対称性の皮質の腫脹</u>までみつけるとは素晴らしい．追加の画像をお示しします（図1-B，C）．

R：うわ，やばい！

D：やばいですよね．では，どのようにやばいかを，ぜひ表現してみてください．

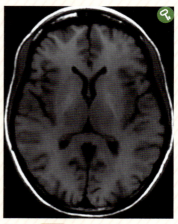

図1-A　症例1　T1強調像

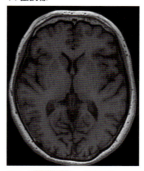

図2　参考画像　健常者

R：拡散強調像でいろいろなところがビカビカに光ってます（図1-C）．

D：所見を述べる時には，**局在，対称性，形態，どのシーケンスでどのような信号か**といった情報を含めましょう．S先生，いかがですか？

S：**両側前頭葉，島，側頭葉など広範囲の皮質が対称性に腫脹**していて，**異常なFLAIR像・拡散強調像での高信号**を呈しています（図1-B，C）．

D：対応するADCも低値ですね（非提示）．よくみると，**両側視床枕や内包後脚，それから前障にも対称性の高信号**が認められるので，確認してください．さて，この症例の病態について，背景から考えてみましょう．

R：T1強調像で高信号なので，ずばり，出血か，脂肪ですね！ 急性発症なので，**脳出血**ですか！？

S：臨床経過と組み合わせて考えるのは重要ですが，T1強調像で高信号になるものはそれだけじゃないよ（▶Check①）．

R：へぇ……結構いろいろあるんですね．

D：多くの病態は水の含有を反映してT2強調像で高信号，T1強調像で低信号を呈しやすいから，それらの逆を把握しておくことが大事という話を，この前しましたね（前項 Lesson 4-1参照）．

S：さて，これ（▶Check①）を踏まえて本症例の診断を考えてみると，両側淡蒼球のT1強調

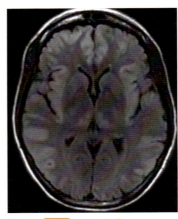

図1-B 症例1　FLAIR像

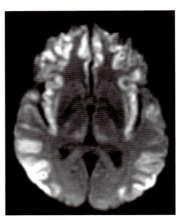

図1-C 症例1　拡散強調像

Check①

T1強調像で高信号を呈するもの

- 脂肪
- 出血
- 高蛋白の液体
- 常磁性体（メトヘモグロビン，メラニン，ガドリニウム，マンガン）
- 石灰化
- 下垂体後葉

脂肪抑制画像でも高信号なら脂肪以外を考えよう．

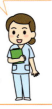

像での異常高信号では，**門脈体循環シャントによるマンガン沈着**を考慮する必要がありますね．

D：はい，重要なご指摘です．**他にも淡蒼球，中脳黒質，脳幹被蓋部，下垂体前葉などがマンガンの沈着しやすい領域です**（図3-A 参考症例 ；→）．さて，そろそろ提示症例の症状の原因に思い至りますか？

S：背景に門脈体循環シャントがあることから，**肝性脳症**を考えます．

D：はい，お見事です．肝性脳症では，**肝機能障害で生じるアンモニアなどの有害物質の血中濃度上昇によって，多彩な神経症状を来します**．門脈体循環シャントがあると有害物質が肝で無毒化され

症例1

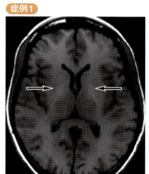

図1-A　T1強調像（再掲）

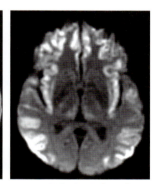

図1-B　FLAIR像（再掲）　　図1-C　拡散強調像（再掲）

A　T1強調像

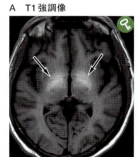

B　T1強調像

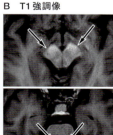

C　T1強調矢状段像

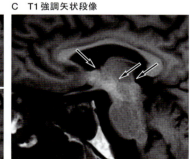

図3　参考症例　肝硬変患者における脳のマンガン沈着（図1と別症例）
A〜C：両側淡蒼球，中脳黒質，脳幹被蓋部に高信号を認める（→）．

ずに流入するため，脳実質内に到達しやすくなるのですね．本症例では，前障の異常信号（claustrum sign）もあるので，痙攣重積の関与があった可能性もあります．

R：T1強調像での高信号がすごいヒントになってたんですね……．出血に飛びつかないことが大事ですね．

> **症例1のPoint**
> - 両側淡蒼球のT1強調像での異常高信号
> - 両側対称性の皮質腫脹

症例1の最終診断　肝性脳症（hepatic encephalopathy）

2）対称性の異常を見逃さない！

症例2　30代，女性．約10年前からの片頭痛が2か月前から悪化．

診断専門医D：続いての症例はこちらです（図4-A）．
30代の女性，10年くらい前から片頭痛を自覚していたのですが，2か月前から頭痛が強くなり，持続するため受診しました．いかがでしょうか？

研修医R：正常…かと思いますが……．

専攻医S：ではないですね．脳槽におかしな網目状の構造がみえます．

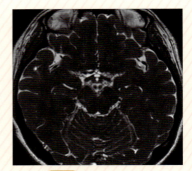

図4-A　症例2　FIESTA

D：そのとおりです．この症例のように対称性に異常があると，うっかり見逃してしまいがちです．普段からたくさん画像をみていると，違和感に気づきやすくなります．追加画像を示しますね（図4-B，C）．

R：うわ，なんかいっぱいある！

S：（ボソっと）局在と信号……．

R：えーっと，**鞍上槽・前大脳縦裂・両側Sylvius谷・脚間槽・両側迂回槽・四丘体槽に，T1強調像で高信号の結節が多数**

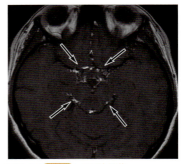

図4-B　症例2　T1強調像

認められます（図4-B；→）．**T2強調像でも高信号が主体ですが，低信号もある**ようです（図4-C）．

🧑‍⚕️ D：お，すごい！ きちんと所見を表現できていますね．さて，2か月前から持続する頭痛が主訴ですが，原因はどうでしょうか？

👦 R：今度こそ出血ですよ！

👧 S：2か月前から症状があるし，出血にしてはT1強調像の高信号が均一すぎるし，分布が飛び飛びだし，違う気がするなぁ．

🧑‍⚕️ D：出血ではありません．ヒント画像をお示しします（図4-D）．ちなみに，造影増強効果はありません（非提示）．

👦 R：消えた……．

👧 S：脂肪信号……！ あ，見逃していたけど，T2強調像では辺縁に**chemical shift artifact**があったんですね！

🧑‍⚕️ D：そのとおりです．水と脂肪に含まれるプロトンの共鳴周波数が異なるので，spin echo法では周波数エンコード方向に位置ズレが生じ，境界面に強い高信号ないし無信号が生じます．

👧 S：ということは，他のスライスにきっと……．あった（図4-E；→）！

👦 R：ここにもT1強調像で高信号の腫瘍があって，大きいですね．あれ？ 1年前の画像（図4-F；→）より小さくなってる？

👧 S：**腫瘍の橋前槽部に突出していた成分が破裂して，脳槽に散らばったような病態**だと思います．脂肪信号を呈していて造影

症例2

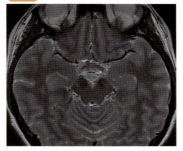

図4-C　T2強調像

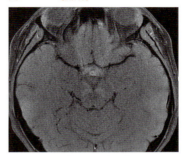

図4-D　脂肪抑制T1強調像

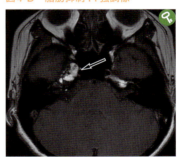

図4-E　T1強調像

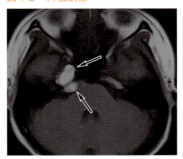

図4-F　1年前のT1強調像

103

増強効果がないことから，**類皮嚢胞**の破裂を考えます．

D：正解です．**類皮嚢胞は胎生期の外胚葉の迷入によって発生し，毛嚢・皮脂腺などの皮膚付属器を含む真皮成分・表皮成分で構成**されます．表皮成分のみを含む**類表皮嚢胞**とは違って，**皮脂の含有**があります．時に破裂して，本症例のように脂肪信号が飛び散ったような像を呈し，**化学性髄膜炎**を反映して髄膜に沿った造影増強効果がみられることもあります．

R：T1強調像で高信号で出血に飛びつかないことが大事ですね．……ってあれ!?　さっきも同じことを言ったような．

症例2の最終診断　類皮嚢胞の破裂（ruptured dermoid cyst）

用語解説
類皮嚢胞（dermoid cyst）
先天性の良性腫瘍で，胎生期に外胚葉が迷入することで形成される．嚢胞壁は重層扁平上皮で覆われ，内部に皮膚付属器（毛髪，皮脂腺，汗腺など）を含む．皮脂腺の分泌する皮脂がCTで脂肪濃度・MRIで脂肪信号として検出される．

用語解説
類表皮嚢胞（epidermoid cyst）
皮膚や皮下組織に発生する良性腫瘍．表皮成分が真皮や皮下組織内に陥入して形成され，内部にケラチンなどの角化物質が蓄積する．通常は無症状だが，感染や炎症を起こすことがある．

症例2のPoint
- 鞍上槽・前大脳縦裂・両側Sylvius裂などにT1強調像での多数の結節
- 腫瘤の橋前槽部に突出する脂肪信号が飛び散ったような像

Check②
T1強調像で高信号となる分子の動きやすさ（粘稠度）

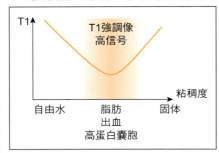
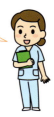

- 脂肪
- 出血
- 高蛋白嚢胞
- 下垂体
- 常磁性体
- 淡い石灰化
- その他

これらの病変/構造がT1強調像で高信号となります．

- T1緩和：励起したエネルギーを周囲（の分子）に受け渡して元に戻る過程．
- 励起したスピンと同程度の分子運動の場合に，受け渡しがしやすい．
- ほどよい粘稠度でT1は短く，T1強調像で高信号となる．

（文献1）を元に作成）

COLUMN

舌にも注目！ 舌のT1強調像高信号（bright tongue sign）の鑑別

- **筋萎縮性側索硬化症（amyotrophic lateral sclerosis；ALS）**：両側．舌の萎縮・変形も顕著．
- **遅発成人型Pompe病**：両側．腫脹を伴う（図A）．
- **舌下神経障害**：同側．萎縮を伴う（図B）．
- **脳梗塞**：corticolingual pathway障害による．多くは対側．萎縮を伴う．

T1強調像高信号は筋萎縮に伴う脂肪置換を反映していると考えられている．Pompe病における高信号の機序はよくわかっていない．

A　T1強調冠状断像　　　B　T1強調冠状断像

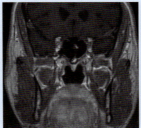 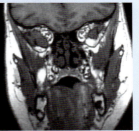

A：50代，男性　遅発成人型Pompe病
舌は全体がT1強調像で高信号を呈し，腫脹している．
B：20代，男性　左舌下神経障害
舌は左側がT1強調像で高信号を呈し，萎縮している．

Lesson 4-2

ふりかえりチェックシート

→答えは本ページ下

① T1強調像で高信号を呈する病変：両側淡蒼球にある場合，門脈体循環シャントによる［　　　］沈着を考える．→ 症例1
② ［　　　］は胎生期の外胚葉の迷入によって発生する．［　　　］の含有があるのが類表皮嚢胞と異なる．→ 症例2

参考文献

1) 荒木 力：決定版 MRI完全解説．秀潤社，2008．

執筆／黒川 遼

① マンガン　② 類皮嚢胞，脂肪

Lesson 4-3

拡散強調像で高信号の病変を みたら何を考えたらよいですか？

Point ● ADC map を参照して，拡散制限と T2 shine through 効果を鑑別しよう．

1) ADC値の重要性

研修医R：D先生，拡散強調像で高信号の病変をみたら，何を考えたらよいですか？

診断専門医D：**拡散強調像は，水分子の拡散運動による位相のずれを，強い傾斜磁場を用いて感度よくとらえることができるシーケンスです．**水分子が自由に拡散できる状況，例えば脳脊髄液（CSF）では，信号が低下し，水分子の拡散が制限されている状況，つまり**細胞性浮腫，細胞浸潤**といった細胞内腔の割合が多いもの，**"粘稠"な液体，髄鞘・軸索の浮腫**などでは，信号が上昇します．また，拡散強調像では脂肪抑制を併用しますので，**脂肪成分は低信号**となります．まずは，このことを知っておく必要があります．

R：（ネンチュウな液体って，どういう意味…？ ネンチョウのこと…？）

専攻医S：D先生，R先生が"粘稠"を"ネンチョウ"って読んでいる人の顔をしています．

R：ええっ!? ネンチョウじゃないのですか!?

D：はい，"粘稠（ねんちゅう）"が正しい読み方です．"ネンチョウ"だと，文字変換にも出てこないですよね．それはさておき，**拡散強調像で高信号だからといって，常に拡散が制限されているとは限らない**点には注意が必要です．S先生，続きを説明していただけますか？

S：はい，**"T2 shine through 効果"**ですね．**拡散強調像はT2強調像の影響を受けるので，T2強調像で高信号を示すものが見かけ上，拡散強調像でも高信号になってしまうことがあります．**ADC map を確認することで，拡散強調像で高信号，ADC低下という拡散制

106 　4 ➡ 各シーケンスの特徴・役割

限が生じているのか，拡散強調像で高信号，ADC上昇といったT2 shine through効果なのかを鑑別できます．

D：具体的に拡散制限を呈する病態には，このようなものがあります（▶Check①）．

R：なるほど……．よし，このリストの中から探すぞ……！

D：おや，どうしました？

> **Check①**
> ### 拡散制限を呈する病変
> - 急性期脳梗塞
> - 静脈洞・静脈血栓症
> - 高細胞密度腫瘍
> - 中毒・代謝性・低酸素虚血性脳症
> - 脳炎
> - 脳膿瘍
> - 活動性脱髄
> - びまん性軸索損傷
> - Creutzfeldt-Jakob病（CJD）
> - 痙攣重積

症例1 60代，男性．約2か月前から転びやすい，物忘れ，よくわからないことをいう．

R：脳神経内科をローテーションし始めたばかりの同期に相談された症例で，ちょっとわからないことがあって…．60代，男性，2か月くらい前から転びやすい，物忘れがある，よくわからないことをいう，などの症状があるそうです．

D：……なるほど．何をお悩みだったんですか？

R：「右側頭葉の拡散強調像（図1-A）で高信号，ADC低値（図1-B）の領域は，脳梗塞か？」という質問でした．何か違う気がするんですけど，よくわからなくて．

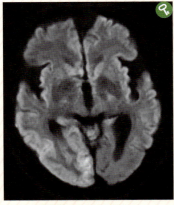 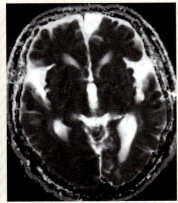

図1-A 症例1 拡散強調像　　図1-B 症例1 ADC map

D：S先生，どう思いますか？

S：脳梗塞では合致しない点がいくつかあります．まず，**右側頭葉の異常は，中大脳動脈と後大脳動脈の動脈支配域にまたがっています**（図1-A，B）．**2か月前の発症なのに腫脹が強く，拡散制限も持続**しています．症状からも，脳炎・脳症ではないでしょうか？

R：言われてみれば……．全然，脳梗塞っぽくないですね．

D：R先生，MRA（図1-C）はどうなっていますか？

R：狭窄や動脈瘤はなさそうです．

S：MRAで脳動脈の狭窄や動脈瘤をチェックするのはもちろん重要だけど，この症例ではむしろ，**対側より拡張**していること（図1-C；→）が異常ですよね．脳炎・脳症を支持する所見だと思います．造影後（図1-D〜F）にはどのような所見がありますか？

D：腫脹している右側頭葉の造影増強効果ははっきりとしませんが，**硬膜が異常に肥厚して造影増強効果も亢進**していますね（図1-F；→）．S先生のおっしゃるとおり，脳炎や脳症を支持する所見です．

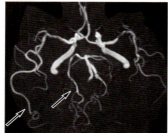

図1-C　MRA

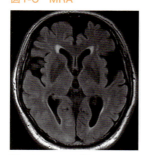

図1-D　FLAIR像

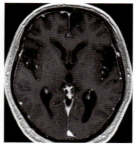

図1-E　造影T1強調像

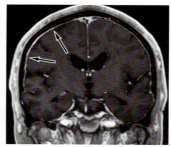

図1-F　造影T1強調冠状断像

dura-arachnoidパターンの髄膜（硬膜）肥厚（▶Check②）もあるので，**自己免疫的機序を考えたい**ですね．

🧑 R：すごいですね，お2人とも．

〜数か月後〜

🧑 R：D先生，S先生，前にご相談した脳炎・脳症疑いの患者さんの検査結果が出ました．**抗NAE抗体**陽性で，橋本脳症でした．

🧑 D：納得の結果ですね．教えていただき，ありがとうございます．

🧑 S：**分布が複数の血流支配域にまたがっている，発症から時間が経っても腫脹し続けている，病変部の血管が拡張している**といった所見は，やはり重要でしたね．

📖 **用語解説**
抗NAE（神経アキセプシン酵素）抗体
解糖系酵素の一部であるα-エノラーゼのN末端側に特異的に反応する自己抗体．橋本脳症の診断が難しい場合に測定され，陽性であれば，橋本脳症の診断がほぼ確定的とされる．

症例1のPoint
- 分布が複数の血流支配域にまたがる
- 発症から時間が経っても腫脹が継続
- 病変部の血管拡張

症例1の最終診断 橋本脳症（Hashimoto's encephalopathy）

Check②

dura-arachnoid（DA）パターンの髄膜（硬膜）肥厚

- 硬膜とくも膜が一体となって肥厚する状態を指し，主に慢性炎症や感染症，外傷などが原因となります．自己免疫的機序が関与する場合，免疫系が誤って自己組織を攻撃して慢性炎症を引き起こします．（Lesson 6-1 p.151も参照）

dura-arachnoid（DA）パターン　　pia-subarachnoid（PS）パターン

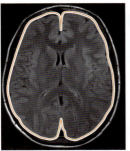
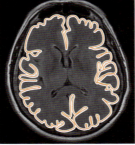

2）皮質に沿った拡散強調像で高信号の鑑別は？

> 症例2　70代，男性．約2か月で進行する亜急性の健忘，異常行動．

診断専門医D：続いての症例です．70代，男性，約2か月で進行する亜急性の健忘，下着をはけずに立ちすくむなどの異常行動が指摘されています．MRI所見（図2）はいかがでしょうか？

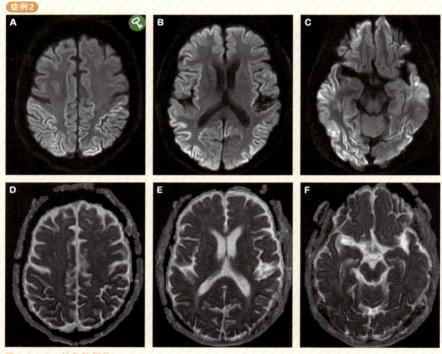

図2-A〜C　拡散強調像
図2-D〜F　ADC map

研修医R：皮質の拡散強調像（図2-A〜C）での高信号が広く，両側対称性に分布しています．

専攻医S：おっ，いい感じ．対応するADCは低値なので（図2-D〜F），T2 shine through効果ではなく拡散制限ありですね．広範囲に異常を認めますが，海馬はスペアされていますね．深部灰白質にも異常信号はないようです．

🧑 R：う〜ん，対称性に分布してるし，代謝性疾患？ 何かの薬剤性脳症とか，ラボデータの異常がないかは気になります．

🧑 S：(R先生が何だか成長してる！)

🧑 D：お2人とも，その調子です．異常信号を呈している皮質の厚みはどうでしょう？

🧑 R：**異常信号のない皮質厚と同じくらいの厚み**ですね．

🧑 S：**cortical ribbon sign**

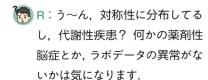

Check③
皮質に沿った拡散強調像で高信号（cortical ribbon sign）の鑑別
- 低酸素虚血性脳症
- 低血糖脳症
- 高アンモニア脳症
- 痙攣後脳症
- 皮質脳炎（HSV，MOGAD他）
- Creutzfeldt-Jakob病
- MELAS
- 一部の脳梗塞

HSV：herpes simplex virus, MOGAD：MOG antibody-associated disease, MELAS：mitochondrial myopathy, encephalopathy, lactic acidosis, stroke-like episodes

(▶Check③) があり，病歴や海馬がスペアされている点と併せて，これは**Creutzfeldt-Jakob病（CJD）**らしい画像ですね．

🧑 D：正解です．本症例は**孤発例**であることが，後に確認されました．ちなみに，**CJDでは線条体にも拡散強調像で高信号を呈することも多い**です．

🧑 S：**CJDでは海馬が保たれ，脳動脈の拡張はなく，皮質の肥厚が目立たない**点は，脳炎や脳症との鑑別に有用ですね．

🧑 D：おっしゃるとおりです．ただし，プリオン蛋白遺伝子***V180I* mutation**を伴う遺伝性CJD（図3 参考症例）では，皮質が腫脹

A〜C　拡散強調像

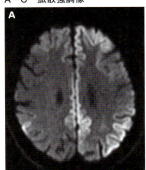
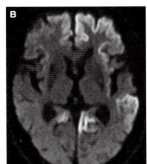
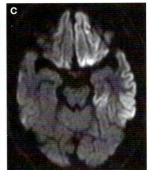

図3-A〜C 参考症例　遺伝性CJD，*V180I* mutation陽性
A〜C：皮質に沿った拡散強調像での高信号があり，高信号部には腫瘤も認められる．

するのが特徴です．

🧑‍⚕️ D：他にも，わが国にほぼ特異的な **M232Rs遺伝性CJD**，睡眠障害の頻度が高い **E200K遺伝性CJD**，視覚障害が先行し，患者が最初に眼科を受診することもあるHeidenhain Variantとしての **孤発性または遺伝性（V210I他）CJD** などが知られています．

🧑 R：同じ疾患でも遺伝子によって画像所見が違うなんて，難しいです！

🧑‍⚕️ D：紐づけしながら勉強していくしかないですね．がんばりましょう．

> **症例2のPoint**
> - 皮質に沿った拡散強調像高信号（cortical ribbon sign）
> - 拡散制限あり
> - 海馬がスペアされている

> **症例2の最終診断** 孤発性Creutzfeldt-Jakob病（sporadic Creutzfeldt-Jakob desease；CJD）

3）拡散制限＋リング状増強効果──どっちなんだ!?

症例3 70代，男性．4日前から右不全片麻痺，右上下肢失調．

🧑‍⚕️ **診断専門医D**：70代，男性，4日前から右不全片麻痺，右上下肢失調があります．頭部画像（図4-A〜C）では，左頭頂葉に単発の腫瘤を認めました．いかがでしょうか？

症例3

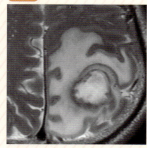 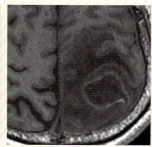 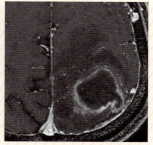

図4-A　T2強調像　　　図4-B　T1強調像　　　図4-C　脂肪抑制造影T1強調像

研修医R：脳腫瘍です！ **リング状増強効果**なので，glioblastomaか転移，病歴があれば転移ですね．

専攻医S：早っ．

D：ちなみに，7年前に胆管癌の手術歴があります．

R：じゃあ，転移優位ですね．最近勉強したばかりなので，素早く診断できました．

S：ごめん，そうじゃなくて，「決めつけるの早すぎ」の「早っ」ね．単純CTや，MRIの他のシーケンスもチェックしないと（図4-D～F）．

R：**単純CT（図4-D）では，皮質と同等の吸収値のリング状腫瘤で内部は低吸収，周囲には浮腫状の低吸収が広がっています**．拡散強調像（図4-E）では……，あ，**強い拡散制限**を示していますね．ってことは……？

D：S先生はもう診断がわかったようですね．R先生，MAGICAL-DR．

R：ええ，D先生に魔法をかけられてしまいました．

S：いや違うでしょ．有名なmnemonic（覚え方）だよ（▶Check④）．

R：こんなにあるんですね！ Aが2回出てきたり，"スラッシュ（/）"で2個書いたりしてて，ずるいですよ．

D："DR MAGIC L"という流派もありますし，各自の覚えやすい方法でよいと思います．

症例3

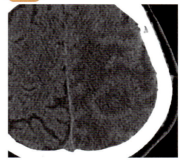

図4-D　単純CT

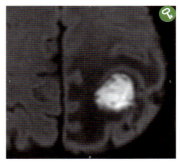

図4-E　拡散強調像

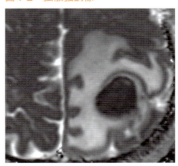

図4-F　ADC map

Check④

リング状増強効果の鑑別 "MAGICAL-DR"

M	転移（metastasis）
A	脳膿瘍（abscess）
G	膠芽腫（glioblastoma）
I	（亜急性期）脳梗塞／感染症（結核や神経嚢虫症）（infarction／infection）
C	脳挫傷（contusion）
A	AIDS関連感染症（トキソプラズマ，クリプトコッカスなど） （AIDS-related CNS infection）
L	悪性リンパ腫（免疫抑制関連，加齢関連）（lymphoma）
D	脱髄（demyelinating disease）
R	放射線性壊死／吸収過程の血腫（radiation necrosis／resolving hematoma）

（Lesson 5-1, p.120 も参照）

S：この症例では**強い拡散制限**があり，よくみると，**T2強調像（図4-A）では辺縁の低信号の内側に高信号のdual rim sign**も呈しています．**T1強調像（図4-B）でリング状の高信号**もみられます．**脳膿瘍**だと思います．

D：正解です．*Streptococcus intermedius*，*Parvimonas micra* が検出され，抜歯部の歯周炎由来と考えられました．

R：MAGICAL-DRの"A"か〜．脳膿瘍と脳腫瘍ではマネジメントが全然違うから，ちゃんと診断しないと危ないですね．

D：治療介入後の脳膿瘍や，結核・真菌性の脳膿瘍では，必ずしも本症例のように内部の拡散制限が目立たないこともありますから，その点も注意しましょうね．

症例3の最終診断 脳膿瘍（cerebral abscess）

用語解説

dual rim sign

脳膿瘍のMRI所見で，T2強調像や磁化率強調像で観察される特徴的な二重のリング状構造．外側の低信号rimは線維性の被膜に，内側の高信号rimは肉芽組織に対応する．この所見は脳膿瘍と神経膠芽腫の鑑別に有用である．

用語解説

脳膿瘍

脳組織内に感染が広がり膿が溜まる病変．CT・MRIでリング状の増強効果を示し，内部には強い拡散制限が認められる．真菌・結核性膿瘍や抗菌薬治療後の膿瘍では拡散制限が部分的，あるいは認められないこともある点には注意が必要．原因は細菌，真菌，寄生虫などで，症状には頭痛，発熱，神経症状がある．

症例3のPoint

- 強い拡散制限あり
- T2強調像でdual rim sign
- T1強調像でリング状高信号

114　4 ⇒ 各シーケンスの特徴・役割

> COLUMN

どっちなんだ!? となりやすい脳病変の鑑別のためのtips[1]

1) 非腫瘍 vs. 脳腫瘍
- **脱髄**：単純CTで充実部が低吸収，局所的脳血流量（rCBV）低値，open ring sign，central vein sign，T1 black hole，時相の異なる病変，視神経・脊髄病変など．
- **膿瘍**：rCBV低値，dual rim sign（T2強調像・T2*強調像・磁化率強調像などで低信号のrimの内側が高信号），内部に強い拡散制限，T1強調像で辺縁に高信号．
- **glioblastoma**：単純CTで充実部が高吸収，rCBV高値，内部壊死，充実部に拡散制限．

2) glioblastoma vs. 単発脳転移
- あれば**glioblastoma**を支持する所見：増強されない充実成分（血液脳関門が，ある程度保たれるため），飛び地のような増強成分（増強される周囲のT2強調像/FLAIR像で高信号内にも腫瘍が存在しうるため），基底核・脳梁（単発脳転移は生じづらい），増強される領域の外のrCBVが高値，増強される領域の外にcholine peakが存在，腫瘍内にNAA peakが存在．
- あれば**単発脳転移**を支持する所見：原発巣や他部位の転移の存在，上記のglioblastomaを支持する所見がないこと．

3) 悪性リンパ腫 vs. その他の悪性脳腫瘍
- **悪性リンパ腫**：ベタっとした均一な増強効果（免疫抑制状態・加齢関連ではリング状になりやすい），rCBV低値，percentage signal recoveryの基線を越えるovershoot．

A　造影T1強調冠状断像　　B　磁化率強調冠状断像

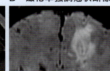

図5　参考症例　脱髄
A：open ring sign.
B：central vein sign.

A　拡散強調像　　B　磁化率強調像　　A　単純CT　　B　造影T1強調像

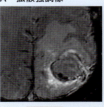 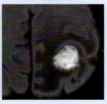 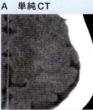 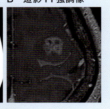

図6　参考症例　膿瘍
A：高信号かつADC低値（非提示）の腫瘤を認める．
B：低信号の辺縁の内側に高信号帯（dual rim sign）を認める．

図7　参考症例　glioblastoma
A：単純CTで高吸収域を認める．
B：結節および軟髄膜沿いの増強効果を認める．

Lesson 4-3

ふりかえりチェックシート

→答えは本ページ下

① 拡散強調像では粘稠な液体・細胞性浮腫・細胞浸潤などで[　　]信号となり，脂肪成分は[　　]信号となる． →症例1

② 拡散強調像で皮質がリボン状に高信号を示す所見を[　　]signと呼ぶ．CJD，痙攣後脳症，高アンモニア血症などでみられる． →症例2

③ 脳膿瘍のT2強調像や磁化率強調像でみられる特徴的な二重のリング状構造を[　　]signと呼ぶ． →症例3

参考文献

1) 黒川 遼：頭部領域の「どっちなんだ?!」．臨床画像 40: 666-681, 2024.

執筆／黒川 遼

①高/低，②cortical ribbon，③dual rim

第5章

脳腫瘍

Lesson 5-1

脳腫瘍とは？

> **Point**
> - 脳皮質が保たれる浮腫は，脳梗塞より脳腫瘍を疑う．
> - glioma は，造影効果で low grade と high grade に分ける．

1) 頭痛で発見された脳病変

症例1　60代，男性．左側頭部の頭痛が続く．

研修医R：D先生，大変です！頭痛で撮影された頭部CTに変なものがありました！脳梗塞でしょうか？

診断専門医D：R先生，"変なもの"ではなく，どのような患者さんで，どのような画像所見か，言ってくださいね．

R：60代，男性で，最近，左側頭部の頭痛が続くという主訴で撮影したCTです（図1-A）．画像所見は先輩に任せました！

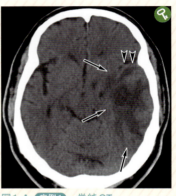

図1-A　症例1　単純CT

専攻医S：**左側頭葉に不均一な低吸収域**（図1-A；→）**が広がっていますが，脳皮質**（図1-A；►）**は比較的保たれています．病変周囲の脳溝が狭小化しており，周囲へのmass effect（占拠効果）も著明です．**ただ，脳梗塞は否定的だと思いました．

R：なぜ脳梗塞が否定的なんですか？

S：**脳梗塞は頭痛で発症するのは稀**なのと，**脳皮質が保たれている**からです．

D：S先生のいうとおりですね．**急性期の脳梗塞**は，脳皮質を含めて区域性に低吸収となります（図2 ；→）．

単純CT

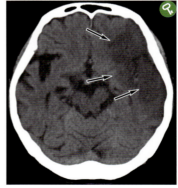

図2　参考症例　急性期脳梗塞
脳皮質を含めて区域性に低吸収を示す（→）．

S：D先生，ふと思ったんですが，脳梗塞でも脳皮質がみえることがありませんか？

D：**亜急性期以降の脳梗塞**では，脳皮質がみえることがあります（図3 参考症例；→）．ただ，その場合は，①脳浮腫が比較的軽度で脳溝があまり狭小化しない，②脳皮質の構造がゆがまないという特徴があります．

S：確かに図3と比べると，この患者さん（症例1）の病変は**脳浮腫も強く，皮質が肥厚しているようにみえる部位**とか，**配列が乱れている部位**が目立ちますね．

D：何を考えたらよいと思いますか？

S：**限局して脳浮腫を来すもの**ですから，**腫瘍か脳炎，感染症**が鑑別に挙がるでしょうか．何となく**不均一な濃度の腫瘤**が存在するようにみえます．

D：そうですね，図1で内部の模様が通常の脳実質ではありえない模様になっていることに気づくことが重要です．肥厚した皮質様の構造が腫瘍か脳膿瘍を疑いますが，確認のためMRIが必要となります．

R：頭部MRIを撮像しました（図1-B）！

D：画像所見はいかがですか？

R：**T2強調像では，側頭葉に不均一な高信号域**を認めます（図1-B；→）．

S：CTと同様，何となく，不均一な信号の腫瘤があって，周囲に狭い脳浮腫を伴っているようにみえます．

D：S先生のいうとおり，浮腫を伴った腫瘤がありそうですね．造影MRIをみてから，単純CT/MRIを見返すという訓練を繰り返していると，単純CT/MRIでも浮腫の

単純CT

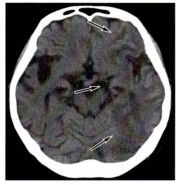

図3 参考症例　亜急性期脳梗塞
脳皮質がみえている（→）．

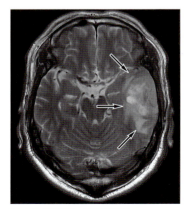

図1-B 症例1　T2強調像

中の腫瘍の輪郭がみえるようになってきます．R先生にもわかるように，造影MRI（図1-C）をみてみましょうか．

R：リング状に造影される腫瘤があります（図1-C；→）！ 国家試験でよくでるやつですね．鑑別は何でしたっけ？

S：リング状に濃染される腫瘤で最初に考えるのは，転移性脳腫瘍，膠芽腫，脳膿瘍ですが，他にもいろいろあります．4章（p.114）でもお伝えしたとおり，MAGICAL-DR（▶Check）で覚えておくと便利です．

D：このような語呂合わせも便利ですよね．さて，拡散強調像で腫瘤はあまり高信号ではないですが（図1-D；→），何を考えますか？

S：拡散強調像で高信号といえば脳膿瘍ですが，脳膿瘍は否定的です．となると，脳転移か膠芽腫の可能性が高いでしょうか．

R：病変が1つなので，膠芽腫だと思います！

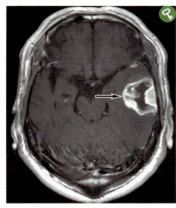

図1-C 症例1 造影T1強調像

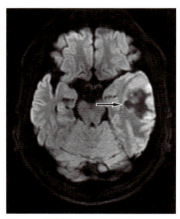

図1-D 症例1 拡散強調像

> **Check**
>
> **リング状増強効果の鑑別 "MAGICAL-DR"**
>
> | | |
> |---|---|
> | M | 転移性脳腫瘍（metastasis） |
> | A | 脳膿瘍（abscess） |
> | G | 膠芽腫（glioblastoma） |
> | I | 脳梗塞（infarction） |
> | C | 脳挫傷（contusion） |
> | A | AIDS関連トキソプラズマ（AIDS related CNS disease） |
> | L | リンパ腫（lymphoma） |
> | D | 脱髄（demyelinating disease） |
> | R | 放射線壊死（radiation necrosis） |
>
> 上記のような語呂合わせで覚えておきましょう．（前述のLesson 4-3, p.114も参照）

🧑‍⚕️ **D**：脳転移の半分は単発で発症するので，それだけでは判断できません．脳腫瘍の25〜50％は転移性脳腫瘍といわれており，**リング状に造影される腫瘍をみつけたら，まずは転移性脳腫瘍**を疑って原発巣を検索します．原発巣がみつからない場合は膠芽腫を疑って，治療方針を考えることになります．

> **症例1のPoint**
> - 脳皮質が保たれた低吸収域は脳梗塞より脳腫瘍
> - リング状に造影される腫瘍は転移性腫瘍・膠芽腫・脳膿瘍

症例1の最終診断　膠芽腫（glioblastoma）

2）low grade glioma

症例2　40代，男性．

🧑‍⚕️ **研修医R**：先日の脳腫瘍，手術したら膠芽腫だったようです（症例1参照）．膠芽腫が，一番悪い脳腫瘍というのはわかるのですが，どのような腫瘍なんですか？

🧑‍⚕️ **診断専門医D**：そうだね，まずは，glioma（神経膠腫）というのがどういうものかわかるかな？

🧑‍⚕️ **R**：全然わかりません．

🧑‍⚕️ **D**：やっぱりね．まず，40代，男性のこの腫瘍からみてみようか（図4）．

🧑‍⚕️ **R**：**T2強調像で不均一な高信号を呈する腫瘍**ですね（図4-A；→）．造影T1強調像で，あれ，造影されていない（図4-B；→）？これ，本当に腫瘍なんですか？

🧑‍⚕️ **D**：脳はなぜ造影されないか，知っているかい？

🧑‍⚕️ **R**：それは，**血液脳関門（blood brain barrier；BBB）**があるからですよね？

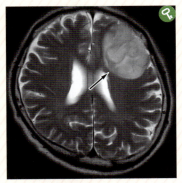

図4-A　症例2　T2強調像

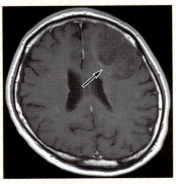

図4-B　症例2　造影T1強調像

D：そうそう，脳腫瘍の中にも脳血液関門が残存した腫瘍があって，low grade gliomaはその代表格ですね．

R：ろーぐれーどぐりおーま？？

専攻医S：gliomaは神経を支えたり，神経に栄養を与えたりする神経膠細胞から発生する腫瘍ですね．gliomaは悪性度によりグレード分類されて，**grade 1が良性**，**grade 2が低悪性**，**grade 3が中間悪性**，**grade 4が悪性**に相当します．grade 1, 2が **low grade glioma**，grade 3, 4が **high grade glioma** と呼ばれます．

D：神経膠細胞由来の腫瘍は星細胞腫・乏突起膠腫・膠芽腫などがあるのですが，画像で区別がつきにくい場合は，low grade gliomaかhigh grade gliomaかを判断します．**T2強調像で強い高信号で造影効果がほとんどない腫瘍はlow grade glioma**を疑い，**造影効果がある場合はhigh grade glioma**を疑います．

R：T2強調像で高信号でほとんど造影効果がないから，脳血液関門が残存する良性の神経膠腫を疑うということですか？

D：だいたい合っていますが，良性といったら間違いですね．low grade gliomaは良性ではなく，低悪性度腫瘍を意味します．gliomaで，T2強調像と比較してFLAIR像で低信号となることを**T2-FLAIR mismatch sign**といい，星細胞腫を疑う所見です（図4-C；→）．全く造影されていないので（図4-B；→），grade 2を疑います．

用語解説
T2-FLAIR mismatch sign
T2強調像で強い高信号を呈する腫瘍がFLAIRで腫瘍の大部分が低信号を示し，信号が一致しないことを示すサイン．IDH変異を要するびまん性星細胞腫の特徴的画像所見だが，毛様細胞性星細胞腫，DNET，内部壊死を伴った悪性腫瘍でも同様の所見を呈することがあり，注意が必要である．

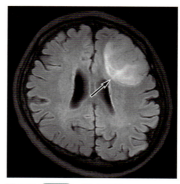

図4-C 症例2　FLAIR像

gliomaのPoint
- 脳腫瘍は悪性度によりgrade 1〜4に分けられる
- 造影効果がほとんどない脳腫瘍はlow grade gliomaを疑う

症例2の最終診断　星細胞腫（astrocytoma, grade 2）

3) high grade glioma

症例3 30代，男性.

診断専門医D：それでは，30代，男性に発症したこの腫瘍はいかがでしょうか？

研修医R：T2強調像で，境界明瞭で均一な高信号を呈する腫瘍です（図5-A；→）．FLAIR像で信号が低下しているので（図5-B；→），さっきの症例2と同じ，T2-FLAIR mismatch signですか？ 同じ症例を間違えて出しましたか？

専攻医S：T2強調像とFLAIR像は先ほどと同じ所見ですが，**造影T1強調像で腫瘍内に造影効果が一部認められていて**（図5-C；→），**high grade glioma**を考えるべきだと思いました．

R：え，こんな小さな造影効果も有意ですか？

D：この程度の小さな造影効果でも，より悪性を疑う所見となります．**星細胞腫grade 3相当**のhigh grade gliomaを疑う所見です．この症例2, 3をみた後で，症例1の膠芽腫（図1-C）をみるとどうですか？（p.120参照）

R：図1-Cは造影効果の範囲が広いです．

D：そうですね，図1-Cは造影効果の範囲が広く，内部壊死を伴ってリング状に造影されるということで，悪性（grade 4）を考えます．grade 4となると，生存期間が1年程度と予後不良で，治療を行っても数か月程度しか生存期間を延長できません．

S：最近の脳腫瘍病理の診断は，形態より

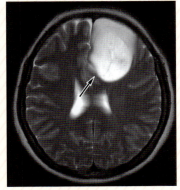

図5-A 症例3　T2強調像

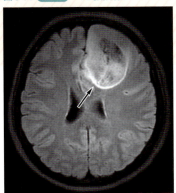

図5-B 症例3　FLAIR像

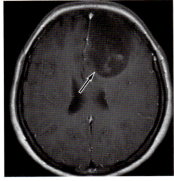

図5-C 症例3　造影T1強調像

遺伝子変異に基づいて行われているという話を伺いましたが，画像診断にはどのような影響が出ているのでしょうか？

🧑 **D**：一言でいうと混乱しています．リング状に造影される腫瘍に関しては膠芽腫 grade 4で，予後が悪いということは一致しているのですが，<mark>造影効果の乏しい腫瘍に関しては，遺伝子変異により予後は様々</mark>です．IDH変異が陽性だと星細胞腫か乏突起膠腫となり，比較的予後が良いとされていますが，それ以外の腫瘍に関しては頻度も低く，まだ研究段階です．

> **high grade glioma**のPoint
> ● T2強調像で著明な高信号を呈する腫瘍内にわずかな造影効果を伴うと，high grade gliomaを疑う

症例3の最終診断　星細胞腫（astrocytoma, grade 3）

4）脳幹のglioma

症例4　20代，女性．複視・ふらつき．

🧑 **診断専門医D**：図6-Aは，20代，女性，複視・ふらつきをきっかけに発見された病変です．R先生，どう読みますか？

🧑 **研修医R**：え，わからないです．正常ですか？

🧑 **専攻医S**：比較的左右対称ですが，T2強調像で橋が不均一に高信号で，やや腫大していると思います（図6-A；→）．

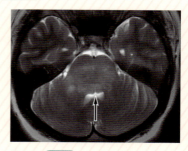

図6-A　症例4　T2強調像

🧑 **D**：ほぼ正中に発生するから，見逃しやすいですよね．矢状断（図6-B）をみると，はっきりとします．

🧑 **R**：矢状断では，橋～延髄が高信号ということでしょうか（図6-B；→）？　図6-Aは橋が全部高信号だから，見落としていました．脳炎でしょうか？

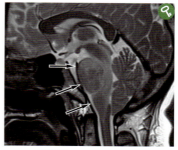

図6-B　症例4　T2強調矢状断像

S：脳幹は運動を司る錐体路や意識を司る網様体があるので，脳炎にしては症状が乏しいような気がします．

D：**病変の広がりの割に症状が乏しい***のは，脳由来の腫瘍を疑うきっかけになりますね．造影MRI（図6-C）もみてみましょうか．

R：全く造影されないようにみえるのですが……．あ，そうか，low grade gliomaならいいのか（図6-C；→）！

D：R先生，low grade gliomaという言葉は覚えていたね．S先生，鑑別は何が挙がるかわかりますか？

S：画像だけなら，橋に病変を来す病態として，low grade gliomaの他，**リンパ腫，浸透圧性脱髄症候群，視神経脊髄炎，脳梗塞**が挙がりますが，症状が乏しいのでlow grade gliomaかリンパ腫を疑います．

D：**20歳前後の患者に橋の病変**と考えると，diffuse midline gliomaを最初に考える必要がありますね．生検して診断がついています．

R：diffuse midline gliomaって，何ですか？

D：**diffuse midline gliomaは，橋・視床・脊髄に好発するglioma**で，*H3 K27M*変異が診断に重要となります．画像的にも組織病理でも，low grade gliomaにみえることがありますが，遺伝子に*H3 K27M*変異があるとdiffuse midline gliomaという診断となり，grade 4となります．以前，小児の脳幹gliomaと呼ばれていた腫瘍の7割がこの腫瘍で，予後が

*Lesson 1-2, p.27の表を参照．

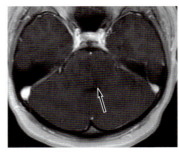

図6-C 症例4 造影T1強調像

用語解説

H3 K27M変異

脳腫瘍の遺伝子変異の一つ．病理診断より遺伝子変異の方が脳腫瘍の生命予後に相関することが明らかになり，2016年WHO脳腫瘍分類から脳腫瘍の診断に遺伝子変異が重視されるようになった．*H3 K27M*変異をもつgliomaはdiffuse midline gliomaと診断され，病理診断・画像診断で良性でも生命予後が不良であることが多い．

悪いことが知られています.

S：20歳前後の橋のgliomaまたは, 40歳前後の視床のgliomaをみたら, diffuse midline gliomaの可能性があるので, 画像的にも鑑別に挙げておくべきだと思います.

> **diffuse midline glioma のPoint**
> - 20歳前後に好発する橋の腫瘍
> - 造影効果が乏しいことも多い
> - 病変の大きさの割に症状が乏しい

症例4の最終診断 diffuse midline glioma

5) gliomatosis cerebriパターン

症例5 40代, 女性. 痙攣・意識障害.

診断専門医D：40代, 女性で, 痙攣・意識障害で発見された脳病変で, FLAIR像（図7-A）と拡散強調像（図7-B）を示します. R先生, どうでしょうか？

症例5

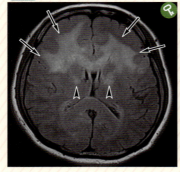
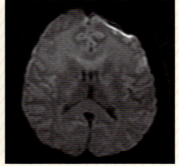

図7-A　FLAIR像　　　　図7-B　拡散強調像

研修医R：FLAIR像で, 両側前頭葉主体に広範な高信号域を認めます（図7-A；→）. 脳梁にも異常信号を認めるのでしょうか？ 拡散強調像は軽度高信号です（図7-B）. 急激な発症を考えると, 脳炎を疑います.

D：S先生はどう思う？

専攻医S：錐体路（図7-A；►）にも異常信号が広がっています. 経過からは脳炎とみてよいと考えましたが, 錐体路に沿った広がりや, 拡散強調像であまり高信号でないというのは, 脳炎としてやや

違和感を覚えます．

D：そうですね．少し意識が改善したところで病歴を聴取したところ，2か月前から頭痛があったそうです．腫瘍の可能性も考えて造影検査も行いました．

R：**造影T1強調像で，脳梁と左前頭葉に造影結節**を認めます（図7-C；→）．2か所ということは，転移性腫瘍でしょうか？ それにしては浮腫の範囲が広いような……．

S：**脳梁や錐体路に沿った進展**は，脳浮腫では不自然だと思いました．**膠芽腫や乏突起膠腫，悪性リンパ腫**は脳梁など神経線維に沿って広がるので，このような腫瘍を考えるべきだと思いました．

D：**gliomaが3葉以上広がる**ことは，gliomatosis cerebriパターンと呼ばれ，時に脳炎と区別が必要な病態です．稀ですが，lymphomaでも同様の画像所見を呈し，**lymphomatosis cerebri**と呼ばれます．

S先生のいうとおり，**脳浮腫や脳炎の広がりとしては非典型で，造影結節を含めて，腫瘍を疑う所見**となります．造影結節の部分を生検して，膠芽腫の診断となりました．

R：造影されないところも腫瘍なのですか？

D：膠芽腫は，造影されないT2強調像で高信号の部位にも，腫瘍が進展していることが多いです．この症例5のように，gliomatosis cerebriパターンで広がる膠芽腫では，造影されない部位を生検すると，low grade gliomaと病理診断されることが多く，**造影される部位を生検することが重要**となります．

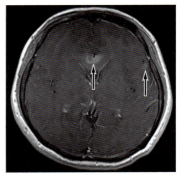

図7-C 症例5　造影T1強調像

用語解説

lymphomatosis cerebri
脳内に広範なリンパ腫が浸潤する疾患．MRIの拡散強調像で高信号を示し，造影にて拡張したリンパ管像がみられる．

症例5のPoint
- 脳梁や椎体路に沿った進展
- 造影MRIで造影結節あり

症例5の最終診断　gliomatosis cerebriパターンを伴う膠芽腫

Lesson 5-1

ふりかえりチェックシート

→答えは本ページ下

① 脳腫瘍による浮腫は脳梗塞による浮腫と比較して [　　　] が残存することが多い． → 症例1

② リング状に造影される脳病変は [　　　]・[　　　]・[　　　] が多いが，拡散強調像で内部が高信号となるのは [　　　] である． → 症例1

③ 脳は [　　　] があるため造影されない． → 症例2

④ gliomaの中で [　　　] は造影効果に乏しいことが多いが，[　　　] は造影効果を伴うことが多い． → 症例2，3

⑤ 20歳前後の患者で脳幹にT2強調像での高信号域を認めるが，症状に乏しい場合は [　　　] を疑う． → 症例4

⑥ 脳梁など神経線維に沿って広がる病変は，[　　　] [　　　] [　　　] といった腫瘍を考える． → 症例5

執筆／神田知紀

Lesson 5-1 ふりかえりチェックシートの答え

① 皮質下，② 膿瘍・転移性脳腫瘍・血腫破裂［ママ］，③ 脳関門，④ low grade glioma／high grade glioma，⑤ diffuse midline glioma，⑥ 膠芽腫／悪性リンパ腫

Lesson 5-2

脳実質外腫瘍をみきわめる

> **Point**
> - CSF cleft sign, dural tail sign, hyperostosisを駆使して, 脳実質外か脳実質外腫瘍を判断する.
> - 脳実質外腫瘍は良性の髄膜腫が多いが, 髄膜転移など悪性の可能性もある.

1) 脳実質内か脳実質外か悩ましい腫瘍

症例1　40代, 女性.

🧑 **専攻医S**：R先生, 40代, 女性のT2強調像（図1-A）と造影T1強調像（図1-B）だけど, 診断わかるかな？

症例1

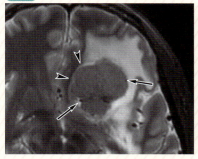 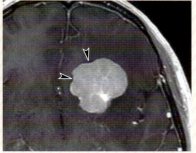

図1-A　T2強調像　　　　　　　図1-B　造影T1強調像

🧑 **研修医R**：えーと, T2強調像で高信号な腫瘤があって, 周囲に広範な浮腫がありますね（図1-A）. 悪性脳腫瘍だと思ったのですが, リング状ではないので何でしょう？

🧑 **診断専門医D**：R先生, **脳実質外腫瘍**は考えなくていいの？

🧑 R：腫瘍周囲に広範な浮腫がありますし, 周りを脳に囲まれているので, 脳実質外腫瘍ではないと思うんですが…….

🧑 S：図1-Aで**腫瘍と脳実質の間に水信号（▻）や脳血管（→）がある**ので, いわゆるCSF cleft signです. **造影T1強調像でも腫瘍と脳実質の間が低信号で, 脳脊髄液の存在**を疑います（図1-B；▻）. 腫瘍と脳実質の間に脳脊髄液が存在するので, 脳実質外腫瘍を考えます.

D：脳実質外腫瘍でも，脳を強く圧排すると脳浮腫が出現するので，間違いやすいですね．腫瘍が均一に造影される脳実質外腫瘍とわかれば，R先生，最初に考える診断は何ですか？

R：脳実質外腫瘍といえば**髄膜腫**でしょうか？でも，これは3次元ではどうなっているんでしょう？

D：造影T1強調像の矢状断をみてみたら，わかるんじゃないかな（図1-C）？

R：なるほど！前頭蓋底から脳を挙上しているんですね！だから，横断像では脳実質内腫瘍みたいにみえたんですね．

S：**矢状断では，腫瘍に連続して硬膜の肥厚が存在する**ので（図1-C；▶），**dural tail sign**陽性で，髄膜腫を疑う所見ですね．

D：脳腫瘍は脳実質内・脳実質外を間違えると診断が一気に変わるので，**CSF cleft sign**（▶Check）やdural tail signを駆使して判断する必要があります．**1方向ではわかりにくいこともあるので，矢状断・冠状断も適宜，見比べて判断しましょう**．

症例1の最終診断　髄膜腫（meningioma）

用語解説

脳実質外腫瘍（extra-axial tumor）

頭蓋内かつ脳実質外の腫瘍で，髄膜腫・神経鞘腫が多い．脳実質内腫瘍（intra-axial tumor）との鑑別が重要となる．

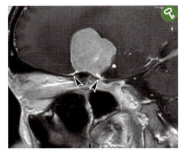

図1-C　症例1　造影T1強調矢状断像

用語解説

dural tail sign

造影MRIにて腫瘍周囲の硬膜が尾状に濃染される所見で，髄膜腫を疑う所見となる．

症例1のPoint

- CSF cleft sign→脳実質外腫瘍
- 横断像だけではなく，矢状断・冠状断も用いる

Check

CSF cleft sign

- 腫瘍と脳実質の間に脳脊髄液（CSF）を反映したT2強調像高信号を認める所見で，脳表の血管も介在することが多いです．
- 腫瘍が脳実質外であることを示し，髄膜腫や神経鞘腫を示唆する所見です．

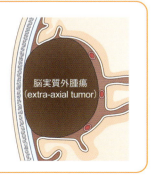

2) flow voidが目立つ脳実質外腫瘍

症例2　50代，女性．

診断専門医D：ではR先生，50代，女性に発見されたこの腫瘍は，どう考える？

研修医R：T2強調像では，小脳と腫瘍の間に脳脊髄液や血管を疑う信号があり（図2-A；▶），CSF cleft sign陽性で，脳実質外腫瘍ですよね．また，髄膜腫ですか？

専攻医S：境界明瞭な脳実質外腫瘍ですが，大きさの割に腫瘍周囲や腫瘍内部のflow voidが目立ちます．内部信号は低信号と高信号が混在して不均一にみえます．

D：拡散強調像（図2-B）と造影T1強調像（図2-C）も出してみますね．

R：**拡散強調像は脳実質より低信号**ですが（図2-B；→），造影T1強調像でdural tail signもあるので（図2-C；▶），髄膜腫にしかみえませんが……．

S：拡散強調像は比較的低信号なので，拡散が比較的高い腫瘍を考えます．**T2強調像の不均一**さも，**yin yang sign（陰陽徴候）** をみているようにみえます．髄膜腫よりは，solitary fibrous tumor（SFT）の可能性が高いと考えます．

D：S先生，ご名答．髄膜腫は2例続かないと思っただろうけど，所見をきちんととれていますね．

R：SFTって何ですか？

S：**SFTは硬膜に好発する稀な間葉系腫瘍**で，髄膜腫との鑑別が重要な腫瘍です．画像では**髄膜腫と比較して，①flow void**

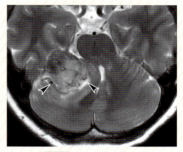

図2-A　症例2　T2強調像

用語解説

flow void
MRIで動脈や静脈などの血管が信号欠損として現れる所見．特にT2強調像で顕著で，血管の評価や血栓の診断に用いられる．

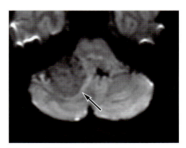

図2-B　症例2　拡散強調像

用語解説

yin yang sign（陰陽徴候）
SFTのT2強調像において高信号と低信号が混在する所見．高信号は細胞成分が多い領域，低信号は線維間質が多い領域を反映する．

131

が目立つ，②髄膜との接地面が小さい，③ADC値が髄膜腫より高い，④髄膜腫より脳浮腫に乏しいという特徴があります．

- D：他に，髄膜腫と鑑別が必要なものにどのようなものがありますか？
- S：髄膜腫との鑑別が必要な腫瘍は，**SFT**の他，**神経鞘腫**，**硬膜転移**，**リンパ腫**，**サルコイドーシス**，**Rosai-Dorfman病**，**梅毒のゴム腫**などが挙がりますが，いずれも稀です．

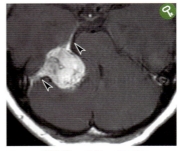

図2-C 症例2 造影T1強調像

症例2の最終診断 SFT (solitary fibrous tumor)

症例2のPoint
- flow voidが目立つ脳実質外腫瘍

3）骨の変化から推定する脳実質外腫瘍

症例3 80代，女性．認知機能の低下．

- 診断専門医D：80代，女性，認知機能の低下の精査で撮像されたMRI（図3）ですが，どうでしょうか？

症例3

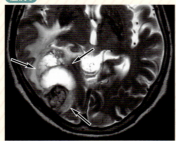

図3-A　T2強調像

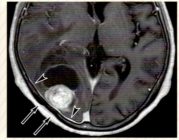

図3-B　造影T1強調像

- 研修医R：T2強調像では低信号域や高信号域が混在した腫瘍を認め（図3-A；→），周囲に広範な浮腫を伴っています．造影T1強調像では，囊胞の辺縁が造影されています（図3-B；→）．リング状に造影される腫瘍で，脳転移か膠芽腫を考えます．
- D：R先生も，だいぶ脳腫瘍の画像診断がわかってきた，……と言いたいところだけどピットフォール症例ですね．S先生，わかるかな？

専攻医S：造影T1強調像（図3-B）で腫瘍後方の硬膜が肥厚しており（▶），骨髄も低信号なのが気になります（→）．

R：え？ 播種と骨転移があるということですか？

S：骨転移にしては造影効果も乏しいので，hyperostosisでしょうか．となると，髄膜腫ですか？

D：そうだね，この症例に関しては，リング状の造影効果にとらわれることなく，**硬膜肥厚・骨の変化**に気づくことが大事ですね．硬膜肥厚はdural tail signの一部をみていて，**骨の低信号化も腫瘍による反応性の骨形成（hyperostosis）をみている**と考えます．少し珍しいですが，**囊胞を伴った髄膜腫**です．造影後の矢状断をみてください（図3-C）．

R：腫瘍が後頭骨から膨隆していますね（図3-C；→）．横断像（図3-B）では，完全に脳実質内腫瘍とだまされました．

S：S状静脈洞も腫瘍が進展していますね．

D：ご指摘のとおり，髄膜腫は静脈洞へ進展することが多く，注意が必要です．逆に，**静脈洞進展が頭蓋外腫瘍を疑う所見**ともなります．

S：囊胞も硬膜と逆側に存在していて，血流が乏しい部分が囊胞化しているのでしょうか？

D：良い指摘ですね．**腫瘍の囊胞・壊死のある部位も，栄養血管を探すヒントになることがある**ので，注目したらよいと思います．脳腫瘍は，この症例のように脳実質内・脳実質外は結構区別が難しいことがあるので，常に注意しておきましょう．

症例3の最終診断　囊胞を伴った髄膜腫

用語解説

頭蓋骨のhyperostosis

頭蓋骨が骨肥厚した状態．限局した頭蓋骨のhyperostosisの画像的鑑別は髄膜腫の進展，線維性骨異形成，Paget病，造骨性骨転移があがる．

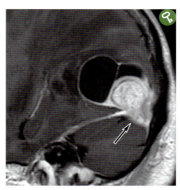

図3-C　症例3　造影T1強調矢状断像

症例3のPoint

- 硬膜肥厚と骨の変化；腫瘍による骨形成（hyperosotosis）
- 静脈洞への腫瘍進展

4) 脳実質外腫瘍のピットフォール

> 症例4　50代, 男性. 右下肢のしびれ.

診断専門医D：右下肢のしびれを訴えた50代, 男性の頭部MRIです. いかがでしょうか？

研修医R：T2強調像で左頭頂部に高信号な腫瘍を認め, 周囲に脳脊髄液の入り込み（図4-A；→）を伴っており, CSF cleft signです. 周囲の脳実質に浮腫を伴っていますが, 脳実質外腫瘍で髄膜腫を疑います.

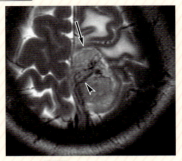

図4-A　症例4　T2強調像

専攻医S：ちょうど中心前回（運動野）に浮腫が強く出ているので, 下肢のしびれの原因として説明可能ですね.

D：内部の低信号構造は何だと思いますか？

R：flow void でしょうか？

S：flow voidが髄膜方向に連続していることからも, 脳実質外腫瘍を疑いますが, 髄膜腫としては多いような……？

R：flow voidということは, さっき習ったSFTですか？

D：T2強調冠状断像もみてみましょうか（図4-B）.

R：上矢状静脈洞も腫瘍に置き換わっていて（図4-B；▶），上矢状静脈洞に腫瘍が入り込んでいるのでしょうか？

S：静脈洞進展は髄膜腫でもよいですが, **頭頂部の骨にも進展**していますね（図4-B；→）. 骨内髄膜腫は通常, 骨内と骨外で信号が変わるので, 髄膜腫としては非典型的と考えます.

用語解説

flow void
→p.131参照.

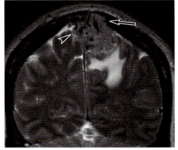

図4-B　症例4　T2強調冠状断像

R：骨内髄膜腫とは，何ですか？

S：髄膜腫は骨内に発生することがあり，その場合，**骨内と骨外で信号が異なります**．**骨内は線維化が豊富でT2強調像にて低信号**を示し，**骨外はT2強調像でやや高信号**となります（図5 参考症例）．

D：S先生のマニアックな知識が出たけど，そのとおりですね．髄膜腫っぽくない．SFTでもよい気がしますが，この患者さんは既往に甲状腺癌がありました．

S：**甲状腺癌は多血性**なので，**血管拡張を伴った髄膜転移**ということでしょうか？

R：え，転移ですか!?

D：はい，**甲状腺癌の髄膜転移**です．**脳実質外腫瘍は基本的に良性ですが，悪性腫瘍の髄膜転移はピットフォール**となりますので気をつけてください．

T2強調矢状断像（拡大）

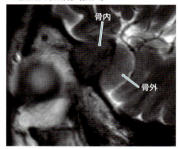

図5 参考症例　骨内髄膜腫

> 症例4のPoint
> ● 髄膜転移も脳実質外腫瘍の鑑別

症例4の最終診断　甲状腺癌の髄膜転移（meningeal metastasis of thyroid cancer）

Lesson 5-2

ふりかえりチェックシート

→答えは本ページ下

① CSF cleft sign は脳実質 [　　] 腫瘍であることを示す．→ 症例1
② 髄膜腫との鑑別が必要な腫瘍は，SFT の他，[　　　]，[　　　]，[　　　]，サルコイドーシス，Rosai-Dorfman 病，梅毒のゴム腫などが挙がる．→ 症例2
③ 腫瘍に接する骨の硬化をみた場合，腫瘍による [　　　　　] を考慮する．→ 症例3
④ 脳実質 [　　] 腫瘍は基本的に良性だが，悪性腫瘍の [　　　] には気をつける．→ 症例4

執筆／神田知紀

①外，②神経鞘腫／転移性腫瘍／リンパ腫，③hyperostosis，④外／髄膜転移

Lesson 5-3

下垂体・鞍上部の腫瘍

Point
- トルコ鞍近傍に生じる腫瘤には，下垂体腺腫の他，ラトケ嚢胞，頭蓋咽頭腫や下垂体炎などがある．
- 下垂体腺腫は下垂体卒中の原因となり，急激な頭痛を生じる．

1) 顔面痛で発症した下垂体腫瘍

症例1 60代，男性．左顔面痛．

診断専門医D：60代，左顔面痛の男性のMRI（図1）です．どう判断しますか？

症例1

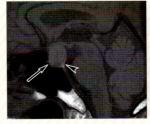 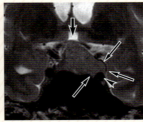 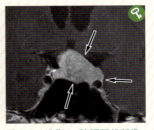

図1-A　T1強調矢状断像　　図1-B　T2強調冠状断像　　図1-C　造影T1強調冠状断像

研修医R：T1強調像で下垂体が腫大しています（図1-A；→）．下垂体腺腫ですか？

D：下垂体の異常をみつけて，頻度の高い下垂体腺腫を挙げるのは，国家試験では正しいのですが，臨床では症状と一致するか，周囲との関係や他の鑑別診断も考えた方がいいですね．

R：症状かぁ……．顔面痛って，えーと，どのように起こるんでしたっけ？

専攻医S：顔面痛ということは，**三叉神経痛**ということですよね．**下垂体は海綿静脈洞と近接**しており，**海綿静脈洞には三叉神経・外転神経・滑車神経・動眼神経が走行する**（図2）ので，下垂体腺腫が海綿静脈洞に進展しているのではないでしょうか？

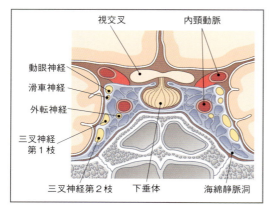

図2 下垂体の解剖

用語解説

下垂体神経内分泌腫瘍（pituitary neuro-endocrine tumor；PitNET）
下垂体から発生する神経内分泌腫瘍で，下垂体腺腫と下垂体癌を含む概念．WHO脳腫瘍分類の第5版では下垂体腺腫/下垂体神経内分泌腫瘍と併記されているが，今後は下垂体神経内分泌腫瘍に統一されていくと思われる．

R：S先生すごい！ まるで，脳神経内科医みたいですね．

D：頭蓋底の診断には，脳神経症状から部位を予測することは大事です．T2強調冠状断像を示しますが，どうでしょう（図1-B）？

R：あ，確かに腫瘍が左側に飛び出していますね（図1-B；→）！

S：海綿静脈洞は，正常ではT2強調像で高信号で，内部に低信号な内頸動脈が走行しているのですが，図1-Bでは，**左内頸動脈（▶）周囲に腫瘍が取り巻いて，腫瘍浸潤を来しています**ね．あと，症状は出ていないようですが，**腫瘍背側では視交叉（→）を圧排しています**．

D：そのとおりですね．巨大な下垂体腺腫は，海綿静脈洞や視交叉へと影響を及ぼします．造影MRIを示しますが，**比較的均一に造影**されています（図1-C；→）．他の腫瘍との鑑別はどうでしょうか？

S：**ホルモン産生症状がない場合**は，髄膜腫・胚細胞腫，下垂体炎，ラトケ（Rathke）嚢胞などが鑑別に挙がりますが，**T2強調像で点状の高信号を内部に認める**ので（図1-B），下垂体腺腫を疑います．

D：手術の結果，非機能性の**下垂体腺腫**と診断されました．下垂体腺腫は，WHO2021から**下垂体神経内分泌腫瘍（PitNET）**と名称が追加され，今後，日本語名称が変更されていくとも思われます．

症例1のPoint
- 下垂体が腫大，均一に造影
- T2強調像で点状高信号を内部に認める
- 海綿静脈洞へ進展する

症例1の最終診断 非機能性の下垂体腺腫（non-functional pituitary adenoma）またはPitNET

2) microadenomaの診断

🧑‍⚕️ **診断専門医D**：さて，先ほどはmacroadenomaをみてもらったから，今度はmicroadenomaをみてもらおうかな．

🧑‍⚕️ **研修医R**：macroadenomaとmicroadenomaですか？（▶Check①）

🧑‍⚕️ **専攻医S**：下垂体腺腫は1cm以上をmacroadenoma，1cm未満をmicroadenomaと呼びます．ホルモン産生腫瘍は，大きさが小さくても症状を呈することがあり，microadenomaとしてみつかることがあります．

> **Check①**
>
> ### microadenomaとmacroadenoma
>
> - microadenomaは1cm未満の小さな腫瘍で，通常はホルモン過剰分泌による症状で発症します．
> - macroadenomaは1cm以上の巨大な下垂体腺腫で視神経の圧迫症状や，長期のホルモン過剰分泌による症状で発症することが多いです．

症例2 30代，女性．Cushing病．

🧑‍⚕️ **D**：この方も，ホルモン産生症状で発見されました．30代，女性のCushing病で撮像された下垂体MRI（図3-A）ですが，異常はどこでしょう？

🧑‍⚕️ **R**：T2強調像で下垂体はやや不均一ですが，明らかな異常はない気がします（図3-A；→）．

🧑‍⚕️ **S**：下垂体に異常はありませんが，**下垂体柄**（図3-A；▸）**が左に偏位**していると思います．下垂体の右側に腫瘍があるのではないでしょうか？

🧑‍⚕️ **D**：小さな下垂体腫瘍はみえにくいので，単純MRIでは下垂体柄の偏位などを駆使して疑う必要があるね．ダイナミックMRIではどうでしょう？2つ画像を提示するので考えてみてください（図3-B，C）．

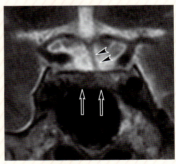

図3-A **症例2** T2強調冠状断像

R：図3-BのダイナミックMRIでは**下垂体右側に造影不良の結節**を認めますが（→），図3-Cでははっきりとしません（→）．

D：そうですね，この画像の違いは何でしょう？

R：技術系は無理なのでパスです．

S：パスなんてアリですか!? 図3-Bは画像が全体的に粗いため，高速撮像したダイナミックT1強調像で，図3-Cは通常の造影T1強調像です（▶Check②）．

D：このように，**下垂体の微小腺腫（microadenoma）の検出は通常の造影MRIでは難しい**ため，ホルモン産生腫瘍の検索には，下垂体のダイナミックMRIが必要となります．

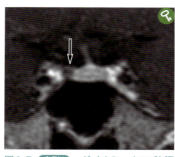

図3-B 症例2　ダイナミックT1強調像

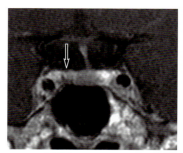

図3-C 症例2　造影T1強調像

> **症例2のPoint**
> - ホルモン産生症状
> - 下垂体柄の偏位
> - ダイナミックMRIで造影不良の結節

症例2の最終診断　下垂体の微小腺腫（microadenoma of the pituitary gland）

Check②

造影T1強調像とダイナミックT1強調像

- 通常の造影T1強調像では時間をかけて撮像するため，ノイズの少ないきれいな画像が撮像可能となりますが，平衡相での撮像となるため，腫瘍と下垂体の血流の違いを描出することはできません．
- 一方，ダイナミックT1強調像では，高速撮像のためノイズの多い画像となりますが，腫瘍と下垂体の血行動態の違いを利用して小さな腫瘍も描出できることがあります．

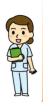

3）T1強調像で高信号な下垂体腫瘍

> 症例3　40代，男性．上咽頭癌治療中に下垂体に腫瘍を指摘．

診断専門医D：40代，男性．上咽頭癌治療中に下垂体に腫瘍が指摘された患者です．どう判断しましょうか？

研修医R：T1強調矢状断像（図4-A）で，下垂体柄（▸）の前方に高信号な結節（→）を認めます．上咽頭癌ですし，転移ですか？

D：臨床的には転移を疑いたくなりますが，**T1強調像で高信号**といえば，何を想定するのでしたっけ？

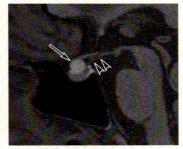

図4-A　症例3　T1強調矢状断像

R：あ！　出血と脂肪と，金属を含んだもの，高蛋白な液体なので……．T2強調像もみせていただいてよいですか？

D：T2強調像は冠状断（図4-B）ですが，みてください．

R：**T2強調像はすごく低信号**ですね（図4-B；→）．動脈瘤ですか？

専攻医S：信号的には高蛋白な液体か出血が疑われますが，無症状ということで，粘稠な液体が考えやすいでしょうか？

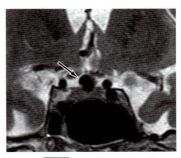

図4-B　症例3　T2強調冠状断像

D：高蛋白な液体でこのような形とすると，何を疑いますか？　R先生．

R：球形で，高蛋白な液体が詰まっていると……よくわからないですが，嚢胞ですか？

D：うむうむ，そのとおり．造影T1強調像のサブトラクション画像をみてほしい（図4-C）．

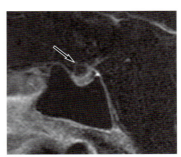

図4-C　症例3　造影T1強調像
（サブトラクション画像）

141

R：なぜサブトラクションなんて使うのですか？ ザラザラしてみえにくいのに．

D：T1強調像で高信号な構造は，造影効果があるかどうか判断が難しいので，**造影前後で同じ画像を撮像してサブトラクションすることで，造影効果を確認**します．

R：なるほど，やっぱりこの結節の造影効果は辺縁にしかなくて，嚢胞だと思いました（図4-C；→）．

D：ここにできる嚢胞といえば，S先生，何かな？

S：**下垂体前葉と後葉の間～下垂体柄周囲にかけて生じる嚢胞**で，ラトケ（Rathke）嚢胞を考えます．

R：ラトケ嚢胞？

D：Rathke's pouchという**胎生期の遺残組織からできる嚢胞**で，普通の人でも数％に認められる**正常変異**だね．腫瘍と間違いやすいから，下垂体腺腫などと間違えないように気をつける必要がありますね．

> 症例3のPoint
> - 下垂体前葉と後葉の間の腫瘤
> - T1強調像で高信号
> - 造影効果に乏しい

症例3の最終診断　ラトケ嚢胞（Rathke's pouch cyst）

4）下垂体後葉のT1強調像高信号の消失

症例4　10代後半，女性．口渇・多尿．

診断専門医D：さて，今度は口渇・多尿を訴えた10代後半の女性です．これはどう考えるかな？

研修医R：口渇・多尿ってことは**尿崩症**でしたっけ．

専攻医S：**バゾプレシン，下垂体後葉ホルモンの分泌異常**ですね．

D：まずはT2強調像（図5-A）から提示しますが，画像所見はどうかな？

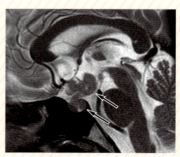

図5-A　症例4　T2強調矢状断像

R：下垂体と鞍上部に腫瘤（図5-A；→）を認めます．内部にT2強調像で高信号な結節があり，囊胞を伴っています．腫瘍ですか？

D：次にT1強調像をみせようと思いますが，この患者さんでは，どこに気をつけてみたらよいでしょうか？

R：出血しているかとかですか？

S：下垂体後葉は正常でT1強調像高信号ですが，**尿崩症の患者では後葉の高信号が消失する**ので，そこの確認が必要ですかね．

D：そうですね．ついでにいえば，脂肪抑制T1強調像も撮像した方がよいのですが，なぜだと思う？

S：斜台の脂肪髄もT1強調像で高信号になるので，**下垂体後葉と区別するために脂肪抑制を撮像**します．

D：S先生，すごいですね．脂肪抑制のT1強調像で**トルコ鞍～鞍上部に腫瘤**を認めますが（図5-B；→），**下垂体後葉のT1高信号域は消失**していました．造影（図5-C）ではどうでしょう？

R：**腫瘤は比較的均一に造影**されていますね（図5-C；→）．

D：画像的鑑別は何でしょう？

R：えーと，**下垂体腺腫**と，何が挙がりますかね？

S：**胚細胞腫瘍**と**リンパ腫**，**転移性腫瘍**，**Langerhans細胞組織球症**が挙がりますかね．もう少し小さかったら，**下垂体炎**とかも鑑別に挙がると思いますが……．

D：この患者さんはヒト絨毛性ゴナドトロピン（hCG）や胎盤型アルカリフォスファターゼ（PLAP）などの腫瘍マーカーが上昇していなかったので，手術になりましたが，胚細胞腫瘍（germinoma）と診断されました．germinomaは20歳以下に好

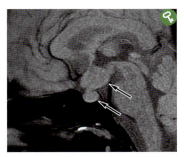

図5-B 症例4　脂肪抑制T1強調矢状断像

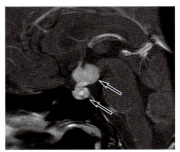

図5-C 症例4　脂肪抑制造影T1強調矢状断像

発し，放射線・化学療法に感受性が高い悪性腫瘍です．増大速度が遅いため数年単位で増大し，CTなどの被ばくでも縮小することが知られています．

> **症例4のPoint**
> - 尿崩症
> - トルコ鞍〜鞍上部の腫瘤
> - 下垂体後葉のT1強調像高信号域の消失

症例4の最終診断　胚細胞腫瘍（germinoma）

5）突然の頭痛の鑑別

症例5　50代，男性．突然の頭痛．

🧑‍⚕️ **診断専門医D**：突然の頭痛で来院した50代，男性のCTですが，どう判断しますか？

👦 **研修医R**：突然の頭痛といったら，くも膜下出血ですよね．図6-Aでも脳底部に高吸収域（→）がありますし，これはくも膜下出血です！

🧑‍⚕️ **専攻医S**：くも膜下出血にしては丸いし，広がり方がおかしいと思います．下垂体の出血か動脈瘤ではないでしょうか？

🧑‍⚕️ **D**：脳底槽が高吸収だからといって，くも膜下出血と考えるのは浅慮ですね．ちょうど下垂体直上の鞍上槽と気づいたのはすばらしいです．

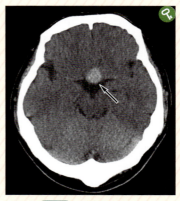

図6-A　症例5　単純CT

👦 **R**：突然の頭痛っていったら，普通はくも膜下出血なのに．

🧑‍⚕️ **D**：そのような例外的なものも覚えないと，画像診断の意味がないですよ．鑑別のために，頭部MRIも撮像しました．

👦 **R**：**T1強調像では下垂体に腫瘤を形成**していて（図6-B；→），下垂体病変と思います．

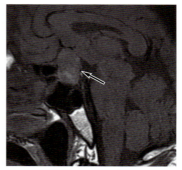

図6-B　症例5　T1強調矢状断像

S：**T1強調像で不均一な高信号**ですが，**急性期の出血を反映**していると考えます．ということは，症状も併せて下垂体卒中でしょうか？

R：下垂体卒中って何ですか？

S：**下垂体卒中は，下垂体腺腫（PitNET）が出血あるいは梗塞を生じた状態**です．下垂体に単純な出血は稀で，**急激な頭痛とともに，下垂体の腫大・出血をみた時は下垂体卒中を疑います**．

D：造影T1強調像（図6-C）も撮像していますが，いかがでしょうか？

R：T1強調像で造影前から白いのでわかりにくいですが，造影効果はないと思いますが．

S：造影T1強調像で若干模様が変わっているので（図6-C；→），造影効果はあるのじゃないでしょうか？

R：ええ？ これも造影効果ですか？ ムラじゃないですか？

D：わずかに造影効果はあると思いますね．診断は下垂体卒中ですが，**まだらに造影効果**があることから，下垂体腺腫の出血というよりは，**出血性梗塞**だと思います．

症例5の最終診断　**下垂体卒中（pituitary apoplexy）**

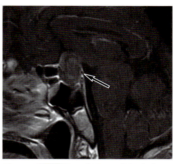

図6-C 症例5　造影T1強調矢状断像

症例5のPoint
- 急激な頭痛
- 下垂体の腫大・出血

6）T1強調像で高信号な下垂体腫瘍

> 症例6　20代，男性．慢性の頭痛．

診断専門医D：慢性の頭痛で来院した20代，男性に発見された下垂体の腫瘍ですが，いかがでしょうか？

研修医R：T1強調像で，トルコ鞍〜鞍上部に辺縁が低信号，内部が高信号な腫瘍を認めます（図7-A；→）．

専攻医S：脂肪抑制がかかっているということは，このT1強調像での高信号は高蛋白な液体か出血を反映しているのでしょうか？

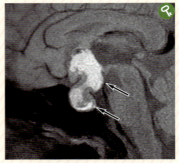

図7-A　症例6　脂肪抑制T1強調矢状断像

R：ということは，また**下垂体卒中**ですか？

S：下垂体卒中にしては慢性の頭痛というのも合わないし，囊胞辺縁にT1強調像で低信号な壁在結節を伴うのはおかしい気がします．

D：単純MRIで充実性腫瘍かどうかをいってもわからないので，造影MRI（図7-B）もみてみましょうか？

R：**造影T1強調像では腫瘍の辺縁が造影されている**と思います（図7-B；→）．ということは，腫瘍ですか？

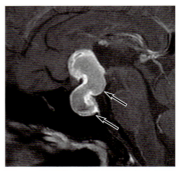

図7-B　症例6　脂肪抑制造影T1強調矢状断像

S：**トルコ鞍〜鞍上部にかけて，内部に出血か高蛋白な液体を貯留した囊胞に造影される壁在結節を伴っている腫瘍**で，鑑別は**出血を伴った下垂体腺腫やラトケ囊胞**ですが，形状からは**頭蓋咽頭腫**を疑います．

D：画像で，さらに鑑別を絞るには，どうすればよいですか？

R：いやー，何するんでしょうね？

D：はい，CTを撮りました（図7-C）．

5 → 脳腫瘍

S：**腫瘍辺縁に石灰化**があるので（図7-C；→），頭蓋咽頭腫に特徴的と考えます．

D：そうですね．**T1強調像で高信号な液貯留・壁在結節・CTでの石灰化**が頭蓋咽頭腫の特徴です．頭蓋咽頭腫は多彩な信号を呈しますが，意外とWHO grade 1の良性腫瘍で，手術での切除を目指します．場所が悪いので，再発も多いことが知られています．

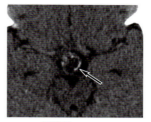

図7-C 症例6 単純CT

症例6の最終診断 **頭蓋咽頭腫**（craniopharyngioma）

症例6のPoint
- トルコ鞍〜鞍上部
- T1強調像で高信号の液貯留と壁在結節
- 腫瘍辺縁に石灰化あり

Lesson 5-3

ふりかえりチェックシート

→答えは本ページ下

① 下垂体腺腫はT2強調像で内部に[　　　　　]を含む腫瘤で，造影効果は[　　]である．→ 症例1
② 下垂体腺腫は，1cm以上を[　　　　　]，1cm未満を[　　　　　]と呼ぶ．→ 症例2
③ ラトケ嚢胞は胎生期の[　　　　]からできる嚢胞で，[　　　　]のため腫瘍と間違えないようにする．→ 症例3
④ 尿崩症患者はT1強調像での下垂体後葉の[　　　]が消失する．→ 症例4
⑤ 下垂体卒中は，[　　　　]が出血あるいは梗塞を生じた状態．→ 症例5
⑥ 脂肪抑制T1強調像で腫瘤内部の高信号は[　　　]な液体か，[　　　]を反映する．→ 症例6

執筆／神田知紀

Lesson 5-3 ふりかえりチェックシートの答え
① 点状の高信号／弱い，② macroadenoma／microadenoma，③ 遺残組織／正常変異，④ 高信号，⑤ pitNET，⑥ 粘稠／出血

Memo

第6章

髄膜の異常

Lesson 6-1

髄膜病変はどう考えたらいいの？

Point
- pia-subarachnoid (PS) パターンと dura-arachnoid (DA) パターンを分けて考えよう．
- 評価のために必要なシーケンスは何かを把握しよう．

1) PSパターンとDAパターンを区別する

症例1　60代，男性．肺癌の化学療法中．

研修医R：今日もチェックをお願いします．60代，男性，肺癌の化学療法中の転移検索です（図1）．

診断専門医D：転移の検索にはどのシーケンスが有用でしょうか？

R：まず，造影T1強調像をみます（図1-A）．「**造影されている病変があれば，まずは転移を考える**」と教えてもらいました．

D：そうですね，この症例では転移はありましたか？

R：いいえ，明らかな異常増強像はありませんでした．

D：そうですか……，S先生はどうですか？

専攻医S：はい，Sylvius裂のあたりの血管陰影でしょうか？　他の部位と比べて目立っているようにみえます（図1-A；→）．

D：そうですね．他のシーケンスもみてみましょう．

S：**造影FLAIR像では，脳表に沿った高信号**がはっきりみえます（図1-B；→）．

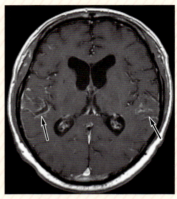

図1-A　症例1　造影T1強調像

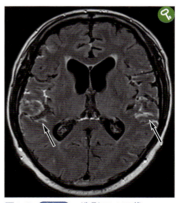

図1-B　症例1　造影FLAIR像

D：そのとおり．R先生，どう考えたらいいでしょうか？

R：えーと……，まずは，FLAIR像で造影というのを初めて聞いたのですが，何に使うのでしょうか？

D：それは良い質問ですね．造影前の画像を見比べてみるとわかると思います（図1-C）．造影後だと脳表の高信号がよりはっきりみえますね（図1-B）．わずかな造影剤の漏出をみていると考えられています．さて，これはどのような病態でしょうか？

S：**癌性髄膜炎**を疑う所見だと思います．

D：そのとおりです．脳表に沿った造影効果や異常信号で，担癌患者であれば，まずは癌性髄膜炎を考えましょう．髄膜病変には2種類あるのはわかりますか？

S：<u>脳表の病変</u>と，<u>硬膜に沿った病変</u>でしょうか？

D：そうです．脳表の病変は**pia-subarachnoid（PS）パターン**，硬膜に沿った病変は**dura-arachnoid（DA）パターン**と区別されます（参考図）．パターンの違いにより，鑑別診断は大きく異なります（表）．

R：こうやってみると，たくさんの鑑別があるんですね．

D：そうですね，この中から，画像所見と臨床病態を合わせて診断することとなります．

S：PSパターンとDAパターンでは，どの画像をみたらよいですか？

D：**PSパターンは，この症例1のように造影FLAIR像が最も感度が高く**，造影T1強

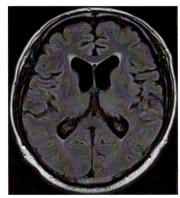

図1-C 症例1 FLAIR像

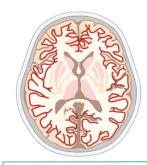

PSパターン（軟髄膜優位）
→脳溝や脳表を縁取る造影効果

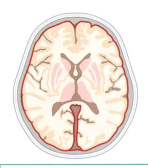

DAパターン（硬膜優位）
→頭蓋骨，大脳鎌，小脳テント表面に沿った弓状直線状の造影効果

参考図　PSパターンとDAパターン

表　髄膜の異常増強像の分布と鑑別疾患

dura-arachnoid（DA）パターン	pia-subarachnoid（PS）パターン	DAパターン／PSパターン
【びまん性】 ● 低髄液圧症候群 ● 特発性肥厚性硬膜炎 ● 静脈洞血栓症 ● ムコ多糖症 【限局性】 ● 術後変化 ● 腫瘍（髄膜腫，SFT，膠芽腫，転移など） ● 髄外造血 ● 好酸球性多発血管炎性肉芽腫症（EGPA） ● Rosai-Dorfman病	【びまん性】 ● 薬剤髄注後 ● もやもや病 ● 全身性エリテマトーデス ● Langerhans細胞組織球症 ● アミロイドーシス ● 神経皮膚黒色症 ● leptomeningeal gliomatosis ● ライム病 【限局性】 ● 痙攣後脳症 ● 自己免疫性脳炎 ● PRES ● Sturge-Weber症候群 ● リンパ腫様肉芽腫症	● 癌性髄膜炎 ● 感染性髄膜炎 ● 悪性リンパ腫 ● 多発血管炎性肉芽腫症（GPA） ● 好酸球性多発血管炎性肉芽腫症（EGPA） ● サルコイドーシス ● 神経Behçet病 ● リウマチ性髄膜炎 ● 術後変化 ● 出血後

PRES：posterior reversible encephalopathy syndrome，SFT：solitary fibrous tumor
（文献1）を元に作成）

調像でも異常を指摘できることがあります．**DAパターンは造影T1強調像が有用**ですが，横断像だけでは難しく，**冠状断像を用いると，より診断しやすくなる**と思います．

S：わかりました．そのような症例がないか，今後気をつけてみてみます！

R：癌性髄膜炎があると，治療方針が変わるのでしょうか？

D：良い視点ですね．脳転移であれば，定位放射線療法（SRT）や化学療法などが選択肢になりますが，癌性髄膜炎では定位照射の適応とはならず，一般的には全脳照射が選択されます．転移と播種では治療方針が変わるので，正確な診断が重要ですね．

症例1のPoint
● 脳転移は造影T1強調像でまずは評価．
● 脳表の増強像は造影FLAIR像でチェック！

症例1の最終診断 癌性髄膜炎（carcinomatous meningitis）

2) びまん性のPSパターン

> 症例2 50代，男性，悪性リンパ腫で化学療法中．頭痛，吐き気．

🧑‍⚕️ **診断専門医D**：さて，次の症例をみてみましょう（図2）．50代の男性，悪性リンパ腫で化学療法中の患者さんで，頭痛，吐き気のスクリーニングです．まずは所見を拾ってみましょうか．

症例2

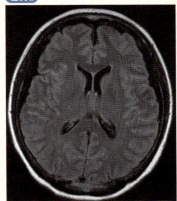 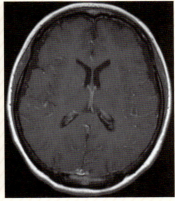

図2-A　造影FLAIR像　　　図2-B　造影T1強調像

👨‍⚕️ **研修医R**：パッとみて異常がないようにみえますが，**造影FLAIR像では全体に脳溝に沿った高信号**があるようにみえます（図2-A）．

🧑‍⚕️ **D**：良いところに目をつけましたね．造影T1強調像ではどうでしょう（図2-B）？

👨‍⚕️ **R**：**ほとんど異常がない**ようにみえます．

🧑‍⚕️ **D**：所見は，ちゃんととれるようになりましたね．さて，S先生，どのような病態を考えますか？

🧑‍⚕️ **専攻医S**：**PSパターンの造影効果**で，**悪性リンパ腫**の治療中なので，原病の所見だと思います．

🧑‍⚕️ **D**：その可能性も十分ありますね．他の可能性はどうでしょうか？

🧑‍⚕️ **S**：うーん……，免疫抑制がかかっていると思うので，**感染性髄膜炎**も鑑別でしょうか？

🧑‍⚕️ **D**：そうですね，具体的にどのような感染だと思いますか？

🧑‍⚕️ **S**：異常所見が軽微な変化なので，**細菌性**よりも，**ウイルス性**や結核などを考えました．

D：そのためには，追加でどのような検査が必要でしょうか？

R：脳脊髄液（▶Check）の検査結果をみたいですね．

D：良いところに気づきましたね．髄液中の蛋白上昇や髄液糖の低下はありましたが，異常細胞はなかったため，感染性髄膜炎を疑う所見と思います．臨床的には，結核性が疑われているみたいですね．

S：なるほどー．リンパ節炎だと内部壊死などの特徴的な所見がありますが，結核性にはそのような所見はないのでしょうか？

D：そうですね．**結核性髄膜炎**はいくつかのパターンがあり，今回の症例2は**びまん性のPSパターン**でしたが，参考症例のように，乾酪壊死（結核腫）を伴う場合には**リング状の小結節を脳表に認める**こともあり（図3 参考症例；→），こちらの方が典型的ですね．

R：**癌性髄膜炎**と**結核性髄膜炎**では同じPSパターンですが，ちょっとみた目が違いますよね？

D：そうですね．**癌性髄膜炎では全体に不整で，部分的に厚くみえたり，結節状にみえたりします**（症例1参照）．対して，**結核性やウイルス性などの炎症が弱い髄膜炎の場合には，脳全体に薄く均一な異常信号が出てくることが多く，造影FLAIR像でないと，まず指摘できません**．

S：わかりました．今後気をつけて，みるようにします！

> 症例2の最終診断　結核性髄膜炎（tuberculous meningitis）

> **Check**
>
> ### 腰椎穿刺・髄液検査
>
> ● 髄膜炎は緊急度が高い疾患であり，早期診断と早期の治療介入により予後の改善が見込まれます．
>
> ● 以前は腰椎穿刺前に頭蓋内の占拠性病変の除外（＝脳ヘルニアの予防）が必須とされてきましたが，現在では穿刺針の細径化と，追加検査による治療開始時間の遅延が懸念されており，重篤な頭蓋内圧亢進を示唆する身体所見がなければ頭部画像検査をスキップして腰椎穿刺・髄液検査を優先することがあります．

造影FLAIR像

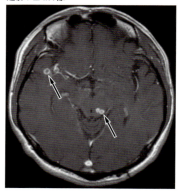

図3 参考症例　30代，女性
結核性髄膜炎（結核腫合併）
リング状の小結節を脳表に認める（→）．

> **症例2のPoint**
>
> ● 造影FLAIR像で脳溝に沿った淡い高信号
> ● 造影T1強調像で異常なし

3）脳表に沿った粒状・不均一分布の増強像

症例3　20代，男性．頭痛．

診断専門医D：さて，次の症例です（図4）．20代の男性，頭痛の精査です．

症例3

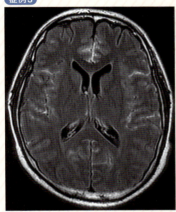 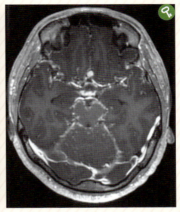

図4-A　造影FLAIR像　　　図4-B　造影T1強調像

研修医R：造影**FLAIR像で，全体に脳表に沿った高信号**を認めます（図4-A）．

専攻医S：**分布は均一ではなくて**，前頭葉内側のところなど，所見が目立つ部位がありますね．

D：そうですね．造影T1強調像ではどうでしょうか（図4-B）？

R：あ，この症例は**造影T1強調像でも，はっきりわかります**．

D：今までの症例とは少し趣が違いそうですね．もう少し，所見を丁寧にとってみましょう．

S：うーん，脳表の所見は全体につぶつぶしているようにみえます．**粒状**というべきでしょうか？

D：そこがこの症例のポイントです．さて，つぶつぶがはっきりみえる疾患として，有名なものがありますね．その診断のためにPET-CTをみてみましょう（図4-C）．

R：**両側肺門部リンパ節に集積**があります（図1-C；→）！ これ知ってます！ サルコイドーシスの所見です！

D：そうですね．この脳表に沿った所見も，**神経サルコイドーシス**として典型的な所見です．PSパターンの増強像は，画像所見をしっかりとることが重要になりますので，丁寧に画像をみるようにしましょう．

R：はい，わかりました！

> 症例3のPoint
> ● 造影FLAIR像・造影T1強調像の両方で脳表に沿った高信号
> ● 粒状，不均一分布

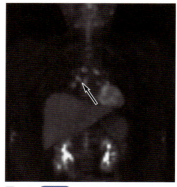

図4-C 症例3 PET-CT

症例3の最終診断　神経サルコイドーシス（neurosarcoidosis）

Lesson 6-1

ふりかえりチェックシート

→答えは本ページ下

① 脳表の病変はPSパターン，硬膜に沿った病変はDAパターンとして区別され，パターンの違いで鑑別診断は異なる．PSパターンは［　　　　　］像で最も感度が高い．→ 症例1

② 結核性やウイルス性などの炎症が弱い［　　　　　］では，脳全体に薄く均一な異常信号が出ていることが多く，［　　　　　］像でないと指摘が難しい．→ 症例2

③ 造影FLAIR像・造影T1強調像で脳表に沿った粒状・不均一分布の高信号をみたら，［　　　　　］を考える．→ 症例3

参考文献

1) 土屋一洋・他（編著）；新版 所見からせまる脳MRI．学研メディカル秀潤社，p.121-124，2008．

執筆／原田太以佑

Lesson 6-2

硬膜病変はどうやって診断するの？

> **Point** ● 硬膜病変（DAパターン）の性状と病変の範囲，付随する所見を，一元的に考えよう．

1) DAパターンの硬膜肥厚を示す肉芽腫性疾患は？

症例1　60代，男性．頭痛．

🧑‍⚕️ **診断専門医D**：症例は60代，男性の頭痛の精査です（図1）．非常にきれいな症例ですが，異常所見はわかりますか？

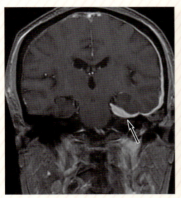 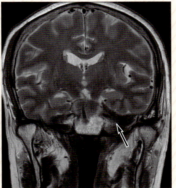

図1-A　症例1　造影T1強調冠状断像　　図1-B　症例1　T2強調冠状断像

😕 **研修医R**：特に異常はない，と思いましたが……．

🧑‍⚕️ **専攻医S**：いやいや，**硬膜に沿った造影効果**がはっきりあるじゃないですか（図1-A；→）．

🧑 R：確かに，そういわれてみればそうですね……．

🧑‍⚕️ D：そうですね．この症例は，そこに気づかないといけませんね．さて，この所見は，PSパターンとDAパターンのどちらでしょうか？

😕 R：えーと，**硬膜が主体なのでDAパターン**でしょうか？

D：そのとおりです．DAパターンの硬膜肥厚の鑑別は Lesson 6-1 表（p.152参照）のとおりですが，硬膜肥厚自体は様々な全身疾患に伴って認められるため，所見を丁寧にとる必要があります．さて，この症例の硬膜肥厚はどのような信号でしょうか？

S：頭蓋底では，**硬膜肥厚が目立つ部位でT2強調像は低信号**です（図1-B；→）．

D：そうですね．この低信号が特徴的な所見で，**肉芽腫性疾患を鑑別**に考えなければなりません．肉芽腫性疾患に，どのようなものがあるかわかりますか？

R：えーと……，肉芽腫という名前がつく血管炎があったと思います．

D：それはそのとおりですが，もう少し正確にいえますか？

S：**多発血管炎性肉芽腫症（GPA）**🔖，昔，Wegener肉芽腫症といわれていた病態ですね．他にも，肉芽腫性疾患はたくさんあったと思いますが……．

D：そうですね．この際なので，まとめて覚えておきましょう（表）[1]．

R：何というか……，鑑別がたくさんありますね……．

D：さて，この症例の造影T1強調像を，よくみてみましょう．どこかに特徴があるはずです．

S：冠状断のスライスでしょうか（図1-C）？

> **📖用語解説**
>
> **多発血管炎性肉芽腫症（granulomatosis with polyangiitis；GPA）**
>
> ANCA関連血管炎のひとつ．頭蓋内の他には肺に空洞性病変や浸潤性がみられる．副鼻腔炎や中耳炎の所見が特徴的であり，硬膜肥厚が初発症状となることがある．大脳鎌から小脳テントに連続する硬膜肥厚を"Eiffel by night sign（夜のエッフェル塔）"と呼ばれる．

表　肉芽腫性疾患あるいは肉芽腫を伴う病態

炎症/自己免疫	感染	腫瘍
● 多発血管炎性肉芽腫症（GPA）	● 結核	● リンパ腫様肉芽腫症（LGY）
● 好酸球性多発血管炎性肉芽腫症（EGPA）	● 真菌	● Langerhans細胞組織球症（好酸球性肉芽腫）
● サルコイドーシス	● 梅毒（ゴム腫）	● Erdheim-Chester病
● IgG4関連疾患	● クリプトコッカス	● 胚細胞性腫瘍
● リウマチ性髄膜炎	● トキソプラズマ	● 若年性黄色肉芽腫
● 術後変化，異物	● 神経嚢虫症	
	● アメーバ性脳炎	

EGPA：eosinophilic granulomatosis with polyangiitis, LYG：lymphomatoid granulomatosis
（文献1）を元に作成）

D：そうですね．R先生，わかりますか？

R：え？ うーん，**頭蓋底から下に向かう病変**がありますか？

D：良いところに気づきましたね．他にはどうでしょう？

S：**中咽頭の左側壁**にも病変がありそうです（図1-C；→）．

D：良いですね．頭蓋底から下に連続しているのは，解剖学的に何というかわかりますか？

S：卵円孔です！

D：そうですね，つまり**神経や血管に沿った進展**があり，**咽頭にも達する病変**があります．このような進展をする病態は**GPA**や**IgG4関連疾患**などが考えやすいのですが，この症例は血中IgG4が高値であり，IgG4関連疾患と診断されています．

S：なるほどー，わかりました．

D：では，IgG4関連疾患では，他にどのような部位をチェックしたら良いでしょうか？

R：えーと，唾液腺とかでしょうか？

S：他に下垂体，眼窩内，顎下腺（唾液腺）です！

D：その通り！ 体幹部だと肺や腎臓，胆管，膵臓，後腹膜，リンパ節などもチェックしておくと良いと思います．生検が必要になった場合は，硬膜以外の病変の方が生検がしやすいですからね．

R：チェックしてみます！

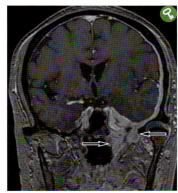

図1-C 症例1　造影T1強調冠状断像

症例1のPoint
- 硬膜肥厚が目立つ部位で，T2強調像で低信号
- 神経や血管に沿った進展，咽頭にも達する病変

症例1の最終診断 IgG4関連疾患（IgG4 related disease；IgG4RD）

2）病態を一元的に考える

> 症例2　40代，男性．経過観察の症例．

🧑‍⚕️ **診断専門医D**：それでは，次の症例をみてみましょう．40代の男性の経過観察の画像です（図2）．

🧑 **研修医R**：この症例も，**左の硬膜に肥厚や造影効果を認めます**（図2-A）．

🧑‍⚕️ **D**：だいぶ読めるようになってきましたね．この症例もDAパターンですので，他の所見も探してみましょうか．

🧑 **R**：この症例も，**上咽頭腔のところに造影される腫瘤**があると思います（図2-B；→）．

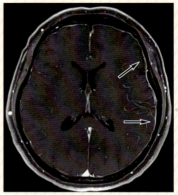

図2-A　症例2　脂肪抑制造影T1強調像

🧑‍⚕️ **D**：素晴らしい！　もう少し所見がありますが，わかりますか？

🧑 **専攻医S**：**左の外耳～中耳にかけても，造影効果が目立つ気がします**（図2-B；▶）．

🧑‍⚕️ **D**：そのとおりです．良いところをみてますね．

🧑 **S**：あと……，**両側の中耳炎**がありますが，**右側頭骨には嚢胞状の骨破壊**があるように思います（図2-C；▶）．

🧑 **R**：あ，それと**副鼻腔炎**があると思います（図2-C；→）！

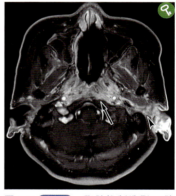

図2-B　症例2　脂肪抑制造影T1強調像

🧑‍⚕️ **D**：拾ってほしい所見は，全部拾ってくれています．さて，そこから考えられる疾患は何でしょうか？

🧑 **R**：上咽頭にも病変があるので，症例1と同じく，**IgG4関連疾患**でしょうか？

160　6 → 髄膜の異常

S：いや，それだと一元的に所見を説明しにくいから，**GPA**の方が良い気がします．

D：はい，そのとおりです．この症例は長らくGPAで経過観察されている症例ですが，**骨破壊を伴う副鼻腔炎や中耳炎の所見があることが特徴的**ですね．

R：あー，聞いたことがありました．こうやって，病態を一元的に考える癖をつけないとダメですね．

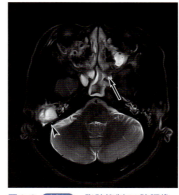

図2-C　症例2　脂肪抑制T2強調像

症例2のPoint
- 硬膜肥厚と造影効果
- 骨破壊を伴う副鼻腔炎と中耳炎

症例2の最終診断　多発血管炎性肉芽腫症（granulomatosis with polyangiitis ; GPA）

Lesson 6-2

ふりかえりチェックシート

→答えは本ページ下

① 硬膜肥厚があり，頭蓋底から下に連続する［　　　］を介して神経や血管に沿った進展をする病態は，GPAや［　　　］などが考えやすい．→ 症例1

② 硬膜肥厚があり，［　　　］を伴う副鼻腔炎や中耳炎の所見がある病態は，［　　　］を考えやすい．→ 症例2

参考文献

1) Challa S: Granulomatous diseases of the central nervous system: approach to diagnosis. Indian J Pathol Microbiol 65: S125-S134, 2022.

執筆／原田太以佑

① 卵円孔，IgG4関連疾患，② 骨破壊，GPA

Lesson 6-3
病態に応じた髄膜病変の鑑別を考えていこう

> **Point** ● 特徴的な臨床所見や経過，画像所見をしっかり把握しよう．

1) 病歴から様々な可能性を考える

> 症例1　50代，男性．白血病で造血幹細胞移植後．頭痛．

診断専門医D：50代，男性，白血病で造血幹細胞移植後の症例です（図1）．頭痛があり，MRIを撮像していますので，みてみましょう．

症例1

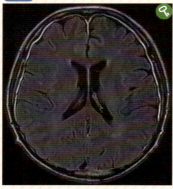
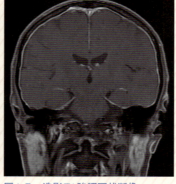

図1-A　造影FLAIR像　　　図1-B　造影T1強調冠状断像

専攻医S：これは**造影FLAIR像で，両側大脳の脳表に線状の高信号**を認めます（図1-A）．DAパターンの硬膜肥厚の増強像でしょうか？

研修医R：**造影T1強調像でも似たような所見**がありますね（図1-B）．

D：そのようですね．では，**DAパターンの増強像**があるので，その他の付随所見がないか探してみましょう．

R：はい！　……しかし，何もないような気がします．

S：そうですね……．脳全体に均一なDAパターンの所見があること以外に，特に異常がないように思います．

D：私もそう思います．それでは，病歴を振り返ってみましょう（▶Check）．

R：移植後ということは……，**白血病の再発や感染症**，でしょうか？

S：あー，病歴をしっかりみていませんでした．

D：いやいや，早とちりはいけません．この方の髄液検査の結果をみても，異常細胞の検出はなかったので，中枢神経再発の可能性は低いと考えておきましょう．

R：となると，何が原因なのでしょうか？？

D：ヒントは，このような症例だと，髄液検査が必要になりますね．どれくらいの頻度でやっていますか？

R：えーと……，ここ1週間で3回の髄液検査をやっています．多いですね．

S：あ！ わかりました．髄液検査を複数回やっているということは，**低髄液圧状態**になっているのではないでしょうか？

D：良いところに気づきましたね．私も脳**脊髄液減少症（低髄液圧症候群）**による所見をみているのだと思います．脳脊髄液減少症ですと，DAパターンの所見は**硬膜肥厚だけではなく，拡張した静脈や硬膜下血腫を含む**と考えられています．このように，病歴から様々な可能性を考えて病態の説明をつけるのは非常に重要なことですので，覚えておきましょう．

R：はい，わかりました！

症例1の最終診断　脳脊髄液減少症（低髄液圧症候群）（cerebrospinal fluid hypovolemia；CSFH）

Check

治療に関連する画像所見

● 原病の治療中の症例で異常所見を認めた場合には，①原病に関連する所見，②治療薬の合併症・代謝異常，③感染症，④その他（偶発所見）と分けて考えることができます．

● 典型的な画像所見であれば診断は容易ですが，非特異的な所見や解釈が難しい場合には，主治医の想定外または依頼書に記載がない病態の可能性もあるため，鑑別疾患をしっかり記載することが重要なこともあります．

● どの病態が画像所見に関連するかを判別することは重要であり，そのためには画像所見を学ぶことはもちろん大切ですが，個々の疾患がどのように治療されるかを知ることも同様に重要です．

第6章

症例1のPoint

● 造影FLAIR像と造影T1強調像で脳全体に均一なDAパターンの増強像

● 白血病で移植後，複数回の髄液検査

2）PSパターンの軟髄膜炎以外に考えられるものは？

症例2　40代，男性．経過観察の症例．

🧑‍⚕️ **診断専門医D**：さて，次は40代，男性の症例です（図2）．この症例はどうでしょうか？

👨‍🎓 **研修医R**：この症例も**FLAIR像で後頭葉の脳溝に沿った高信号を認めます**（図2-A；→）！ 何らかの軟髄膜炎の症例でしょうか？

👨‍⚕️ **専攻医S**：この症例の症状は何でしょうか？

🧑‍⚕️ **D**：経過観察の症例で，特に症状はありません．

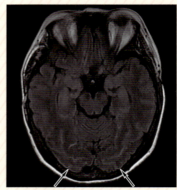

図2-A　症例2　FLAIR像

👨‍🎓 **R**：となると，何でしょうか？

🧑‍⚕️ **D**：T2強調像で所見をとってみましょう（図2-B）．

👨‍⚕️ **S**：たぶん，**中大脳動脈が細い**と思います（図2-B；→）．

🧑‍⚕️ **D**：そのとおりです．MRAではどうでしょうか（図2-C）？

👨‍⚕️ **S**：**両側内頚動脈の尖端部〜両側中大脳動脈に狭窄があります**（図2-C；→）．あと，**右優位に浅側頭動脈が発達している**と思います．

👨‍🎓 **R**：もやもや病ですか？

🧑‍⚕️ **D**：そのとおりです．**FLAIR像での脳溝に沿った高信号は，PSパターンの軟髄膜炎の所見だけではなく，もやもや病などの血流の低下した血管を反映することがあり，ivy sign**といいます．やはり，病態に沿った診断が重要ですね．

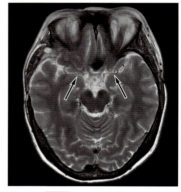

図2-B　症例2　T2強調像

📖 用語解説

ivy sign
もやもや病でしばしば認められる脳血管の灌流低下を示す所見．脳表に沿って血流の遅い血管が線状・蔓状（ivy）の高信号にみえる所見であり，MRAがなくても脳血管の開存状況を推測することができる．

R：みたことのある所見に飛びついちゃいけないということですね．気をつけます．

症例2のPoint
- FLAIR像で脳溝に沿った高信号
- T2強調像で中大脳動脈の狭小化

症例2の最終診断 もやもや病
（moyamoya disease）

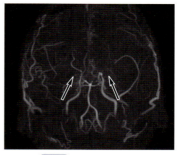
図2-C 症例2 MRA

3) PSパターン・DAパターン両方ある場合に考えること

症例3 80代，女性．経過観察の症例．頭痛．

診断専門医D：さて，最後の症例です（図3）．80代の女性で，とある疾患で経過観察されています．主訴は頭痛です．

症例3

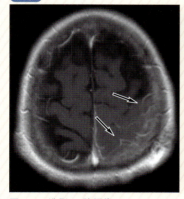
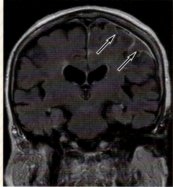

図3-A　造影T1強調像　　図3-B　造影FLAIR冠状断像

研修医R：左頭頂葉の脳溝に，造影T1強調像（図3-A）や造影FLAIR像（図3-B, C）で高信号を認めます（→）．

D：そうですね，どのようなパターンでしょうか？

R：PSパターン……，ですが，DAパターンの所見もありますか？

D：そのとおりです．この症例は，**PSパターンとDAパターンの両方に所見があります**．

R：うーん，この場合はどう考えたらよいでしょうか？

D：**両方ある場合は，全身性の疾患に続発して出てくる病態の可能性が高い**です．さて，他のシーケンスをみてみましょう．

専攻医S：拡散強調像で病変部が高信号です（図3-D；→）．これがkeyとなる所見でしょうか？

D：はい，**拡散強調像で高信号となる髄膜病変の鑑別は限られてきます**．この症例は，関節リウマチで加療中の方でした．**関節リウマチに続発するリウマチ性髄膜炎**の特徴ですので，覚えておきましょう．

R：他に，どのような疾患で拡散強調像で高信号になりますか？

D：そうですね．**GPAや感染性髄膜炎，悪性リンパ腫**なども鑑別に挙がります．関節リウマチの患者さんだと，メトトレキサート（MTX）を内服していることがあるので，感染やMTX関連悪性リンパ腫は頭の隅に置いておいた方がいいですね．

R：わかりました！

症例3の最終診断　リウマチ性髄膜炎（rheumatoid meningitis）

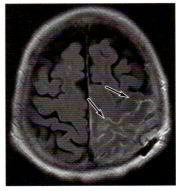

図3-C　症例3　造影FLAIR像

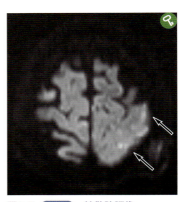

図3-D　症例3　拡散強調像

症例3のPoint
- PSパターン・DAパターン両方あり
- 拡散強調像で高信号
- 関節リウマチ患者

COLUMN

神経放射線が読めるといいことってあるの？？

- 脳神経という分野は難解であり，きちんと理解できている人は全医師の果たして何％なのか？ という疑問を抱きますが，脳神経の画像診断も似たようなところがあります．脳神経は不可逆的な臓器で早期診断・早期治療が重要なはずですが，その敷居の高さから学ぶことに躊躇される方もいると思います．
- ただ，よくよく考えてみると，脳神経画像を読む機会が多い科として，脳神経内科の先生は神経内科の疾患は得意だが腫瘍にはそこまで興味がない，脳神経外科は逆に血管障害や腫瘍には興味はあるが，神経内科の疾患は得意ではない，その他の科の先生方は脳卒中や脳転移以外の疾患に遭遇する機会は非常に低い，というように脳神経疾患を網羅して読影できる人材は実はほとんどいません．そのため，神経放射線が読めると院内の先生に感謝される機会も増えますし，大病院であるほどその機会は増えます．ね？ もっと学びたくなってきたでしょ？

Lesson 6-3

ふりかえりチェックシート

→答えは本ページ下

① [　　　　　　　] におけるDAパターンの所見は，硬膜肥厚だけではなく拡張した静脈や硬膜下血腫を含む．→ 症例1
② FLAIR像での脳溝に沿った高信号は，PSパターンの軟髄膜炎の所見だけではなく，[　　　　　　　] などの血流の低下した血管を反映することがある．→ 症例2
③ PSパターンとDAパターンの両方ある場合，[　　　　　　　] の疾患に続発して出てくる病態の可能性が高い．→ 症例3

執筆／原田太以佑

① 脳脊髄液減少症（低髄液圧症候群），② もやもや病，③ 悪性腫瘍

第7章

脳実質外病変

Lesson 7-1

偶発病変を見逃すな！
―頭部MRIに写り込む頭頸部病変（1）

Point
- 脳の読影でも，耳下腺・副鼻腔・眼窩に注意を払う．
- 頭蓋骨の正常信号にも慣れていないと，異常信号に気づけない．

1）画像の端の病変を見落とすな！

症例1　60代，女性．めまい．

診断専門医D：60代，女性のめまいで撮像された画像ですが，どうでしょうか？

研修医R：脳梗塞も腫瘍も何もない気がしますけど……．

専攻医S：あ！FLAIR冠状断像の一番下に腫瘤が写っています（図1-A；→）！

R：え？こんなところ，評価対象外じゃないんですか!?

D：いやいや，写っている範囲は全部みないとダメだよ．撮像範囲ギリギリに写っている悪性腫瘍を見逃して医療裁判になったりするので，気をつけてね．

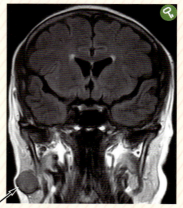

図1-A　症例1　FLAIR冠状断像

R：横断像に写っていなかったのに!?

D：脳の場合，横断像で撮像範囲に入っていなくても，**冠状断・矢状断で頸部が撮像範囲に入ることがある**ので，冠状断・矢状断の撮像範囲には注意が必要です．

S：この腫瘤は結局，何だったのでしょうか？

D：患者さんの希望もあり，経過観察されていたようです．ところが，2年後のCTが図1-Bです．

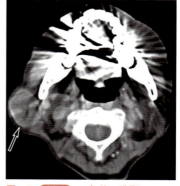

図1-B　症例1　2年後の造影CT

- S：ちょっと大きくなっていますか？
- D：はい．22mmが33mmに増大していました（図1-B；→）．生検すると，**腎細胞癌の耳下腺転移**だと判明しました．
- R：え，悪性だったんですか！？
- D：脳を撮影していても，このようなピットホールがあるので，<u>画像の端までしっかり評価して</u>くださいね．

症例1の最終診断　腎細胞癌の耳下腺転移
(parotid gland metastasis of renal cell carcinoma)

症例1のPoint
- 横断像で撮像（撮影）範囲に入っていなくても，冠状断・矢状断で異常が写っていることがある
- 画像の端までしっかり評価する

2) わずかな異常所見に気づけるか？

症例2　60代，女性．一過性の視覚障害．

- 診断専門医D：60代，女性，一過性の視覚障害を生じている患者さんの脳MRIだけど，どう思いますか？
- 研修医R：T2強調像（図2-A）では異常はないようにみえます！
- 専攻医S：D先生，これはかなり難しい所見ですね．**上顎洞壁が高信号で，やや肥厚**しているようにみえます（図2-A；→）．
- D：上顎洞壁が高信号で壁肥厚もあるけど，**内部に空気よりわずかに高信号な構造**があると気づいてほしいなぁ．
- R：えー，そんなのみえないですよー．
- D：T1強調像（図2-B）をみると，わかりやすくなるよ．

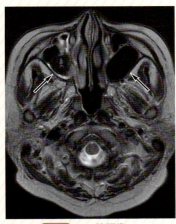

図2-A　症例2　T2強調像

R：うわ，副鼻腔に高信号な何かがある（図2-B；→）！

D：さて，診断は何でしょうか？

R：T1強調像で高信号・T2強調像で低信号ですから，出血か高蛋白な水なので，えーと．

D：CTも撮影しているので，どうぞ（図2-C）．

R：え，CTでは石灰化濃度ですか（図2-C；→）!? ますますわからないです……．

S：**副鼻腔の石灰化を伴った結節で，T2強調像で低信号**（図2-A；→）・**T1強調像で高信号**（図2-B；→）から，**アスペルギルスによる真菌性副鼻腔炎**を疑います．

R：真菌とすると，このT2強調像の低信号（図2-A；→）は何をみているんですか？

S：**真菌が鉄やマンガンを蓄積**しているからといわれていますね．ところで，この真菌性副鼻腔炎って，菌球を形成していて慢性非浸潤性だと思うのですが，指摘する必要はあるのですか？

D：S先生，厳しい指摘をありがとう．鼻漏が続くなど症状があれば手術で除去しますが，無症状の場合は，放置することも多いですね．見逃しても痛くないけど，画像診断医としては見逃したくないかな．

症例2の最終診断 真菌性副鼻腔炎（fungal sinusitis）

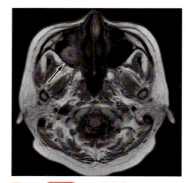

図2-B 症例2 T1強調像

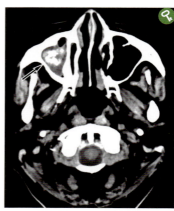

図2-C 症例2 単純CT

症例2のPoint
- T2強調像で低信号，T1強調像で高信号
- 副鼻腔に石灰化を伴った結節

3) 眼窩病変にも気を配る

症例3　70代，女性．半年前から続く左頭痛．

診断専門医D：半年前から続く左頭痛で来院した70代，女性のMRIですが，どうでしょうか？

研修医R：T2強調像（図3-A）ですが，いやー，正常でしょう．さすがにこれは．

D：ちなみに，見逃すと失明する危険があります．

R：ということは，眼ですか？　でも，何もなさそうにみえるけどなあ．

専攻医S：**両側の上眼静脈が拡張**しています（図3-A；➤）．

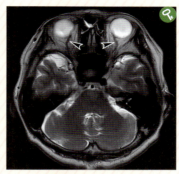

図3-A　症例3　T2強調像

R：え，そうですか？　上眼静脈なんて注目したことないですよ．どうやって，上眼静脈を同定するのですか？

S：**"く"の字の走行が特徴**なので，それを意識して探します．

D：さて，何を疑いますか？

S：**内頸動脈海綿静脈洞瘻（CCF）**か，**上眼静脈血栓症**が鑑別に挙がると思います．

R：血管の病気なんて，MRAがないと，わかるわけないじゃないですか！

D：では，ご期待のMRAをどうぞ（図3-B）．

R：あれ…，何もない…．

D：このMRAをみせられたら，私でも見逃してしまいますね．元画像もみましょうか（図3-C）．

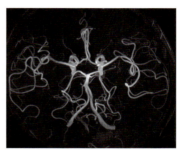

図3-B　症例3　MR angiography（MRA）

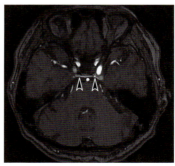

図3-C　症例3　MRA元画像

S：**左の海綿静脈洞〜斜台背側が高信号**ですね（図3-C；➤）．上眼静脈は高信号ではないですが，やはり**内頚動脈海綿静脈洞瘻（CCF）**を疑います．

R：なぜ，MRAでは描出されていないのですか？

D：MRAでは，CCFの淡い高信号はアーチファクト様にみえてしまうので，見逃しやすいですね（図3-B；➤）．また，上眼静脈の拡張もMRAで描出されないことも多く，注意が必要です．**CCFの三徴である眼球突出・拍動性雑音・結膜充血がなくても，常に疑う**ことは大事です．

S：CCFがなくても，海綿静脈洞が高信号になることがありますよね．

D：MRAでの海綿静脈洞高信号化は**左内頚静脈の逆流**でも生じますが，内頚静脈の逆流では頭頂側の信号強度が低くなり，**CCFでは頭頂側の信号強度が強くなる**ということで区別可能です．

症例3の最終診断　内頚動脈海綿静脈洞瘻（CCF）

R：眼窩病変で，他に覚えておいた方がよいものは何かありますか？

D：眼窩病変は，だいたい何か症状をもってくる人が多いので，画像で指摘しなければいけないものはあまりないのですが……．初心者が気にするといえば，図4 参考症例1 は80代，男性で撮影された頭部CTですが，何かわかりますか？

R：眼球の中の構造に左右差がありますが（図4；→），腫瘍ですか？

用語解説

内頚動脈海綿静脈洞瘻（carotid-cavernous fistula；CCF）
内頚動脈と海綿静脈洞の瘻孔により，海綿静脈洞に動静脈短絡を生じた状態．上眼静脈や海綿静脈洞内の圧が上昇するため，眼球突出や結膜充血，視力低下，頭痛などの症状を引き起こす．治療はカテーテルによる塞栓術が一般的．

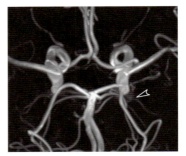

図3-B　症例3　MRA（拡大して再掲）

症例3のPoint
- 上眼静脈の拡張
- 海綿静脈洞〜斜台背側が高信号

単純CT

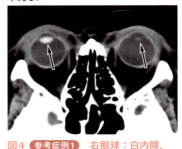

図4　参考症例1　**右眼球：白内障，左眼球：レンズ交換術後**
後右眼球の水晶体は高吸収，左眼球の水晶体は平べったくなっている（→）．

S：腫瘍じゃなくて，ここにある構造と年齢を考えたらいいんじゃないでしょうか．

R：そうか，水晶体！ということは，どっちが正常ですか？

S：右眼球の水晶体が高吸収なので，**白内障になった水晶体**と考えます．左眼球の水晶体は平べったいので，**レンズ交換術後**だと考えます．

D：左右とも手術してたら気にならないですが，片側だけ手術していると気になりますよね．

D：次の症例（図5 参考症例2）はどうでしょうか？

R：図5-Aでは，右眼球の辺縁に高吸収な構造があります（→）．って何これ？

S：どうみても人工物ですよね．手術の後ですか？

D：はい，網膜剥離の手術による変化です．バックル逢着術といって，シリコンを眼球外側に縫いつけて，眼球を内陥させる手術後です．

R：こんなところに，よく入れられますね．

D：かつてはマイラゲル強膜スポンジ（マイラゲル）という材質を使っていたのですが，10年以上後に膨隆してくる合併症を生じたため，現在ではシリコンで行われています．マイラゲルが膨張すると図5-Bのようになり（→），取り出す必要があります．

A　単純CT

B　STIR冠状断像

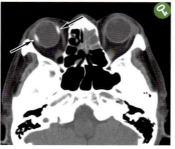
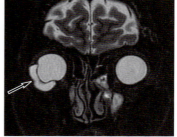

図5　参考症例2　網膜剥離の術後変化
以前に網膜剥離の手術歴あり．
A：右眼球の辺縁に高吸収構造がある（→）．
B：高吸収構造（マイラゲル）が膨隆している（→）．

4）正常画像と比較して考える

症例4　60代，女性．頭痛．

診断専門医D：頭痛で来られた60代，女性のMRIです．どこに異常があるでしょうか？

研修医R：FLAIR像（図6-A）にて，脳室周囲や深部白質に高信号域を散見します．頭痛の原因でしょうか？

専攻医S：それは加齢性変化でもよいかと思います．少なくとも，頭痛の原因とはいえないと思います．

R：出血とかないですし，気のせいに1票ですね．

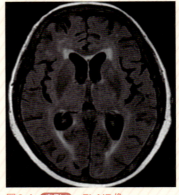

図6-A　症例4　FLAIR像

D：このような病変は見逃されやすいのですが，きっちり診断できないとまずいですね．T1強調像もみてみましょうか．

R：T1強調像（図6-B）はますます正常ですね．脳萎縮も，それほど目立っているわけではないですし．

S：慢性の頭痛ということでいいですか？

D：はい，慢性の頭痛ですね．

S：R先生，正常なT1強調像（図7）と比べた方がいいんじゃないですかね．

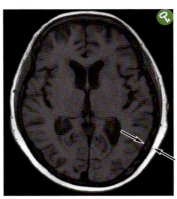

図6-B　症例4　T1強調像

R：正常の方が脳萎縮しているような……．

S：そこではなく，もうちょっと外側をみたらどうでしょう．

R：外側って頭蓋骨ですか？　どちらもT1強調像で白いような……．

S：R先生，それは皮下脂肪だと思いますよ．頭蓋骨は矢印で示したところです（図6-B，図7；→）

R：え！　頭蓋骨って，こっちなんですか!?

D：そうです．**正常な頭蓋骨はT1強調像で低信号な内板，高信号な骨髄（脂肪髄），低信号な外板の3層構造**を示します（図7；→）．そう考えると，図6-Bはどうでしょう？

R：図6-Bでは**頭蓋骨が全層低信号にみ**えますね．**FLAIR像（図6-A）も低信号**です．ってことは……．

S：**赤色髄かびまん性の骨腫瘍**が疑われますが，頭痛の主訴もありますし，骨腫瘍でしょうか？

D：正解．乳癌のびまん性頭蓋骨転移です．腫瘍により骨がすべて置き換わったら見落としやすいので，**頭蓋骨の骨髄が正常かどうかは，毎回チェックする**必要があります．

症例4の最終診断　乳癌のびまん性頭蓋骨転移（diffuse skull metastasis of breast cancer）

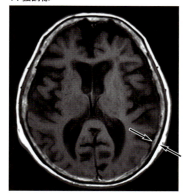

T1強調像

図7　参考画像　健常者

症例4のPoint
- 正常な頭蓋骨の3層構造を理解する
- 頭蓋骨の骨髄についても，注意深く観察する

5）拡散強調像で描出されない構造に潜むもの

症例5　70代，男性．頭痛・めまい．

診断専門医D：頭痛・めまいで来られた70代，男性のMRIです．原因はどこでしょうか？

研修医R：拡散強調像で小脳に多発する高信号域を認め（図8-A；→），**急性期脳梗塞**と考えます．小脳だから，めまいの原因となります！

専攻医S：頭痛・めまいときたら**椎骨動脈解離**ですので，描出されていないですが，椎骨動脈解離によって**微小梗塞**を生じたのではないでしょうか？　他のシーケンスでも確認したいです．

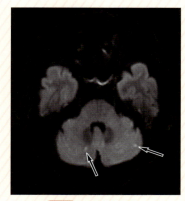

図8-A　症例5　拡散強調像

D：2人とも良い読影をしている，と言いたいところですが，もうひとつ大事な画像所見があります．

R：全然わからないです．

D：では，ヒント．**拡散強調像で，皮下脂肪や頭蓋骨が描出されない**のはなぜでしょうか？

S：**拡散強調像では，ケミカルシフトアーチファクトにより水の信号と脂肪の信号が大きくずれます**．そのため，**脂肪抑制**をかけており，頭蓋骨や皮下脂肪の脂肪髄が描出されないからだと思います．

R：ということは，頭蓋骨や皮下脂肪に異常があるってことですか！

S：そういわれてみれば，皮下の血管がいつもより目立つ気がします（図8-B；→）．高齢男性の初発の頭痛ということで，**巨細胞性動脈炎**ですか！

D：正解！ **側頭動脈に沿った異常信号**と気づけば，巨細胞性動脈炎と診断できることがあります．

R：これ，たまたまじゃないんですか？

D：治療後の拡散強調像（図8-C）では側頭動脈が描出されていないので，炎症を反映していると思いますよ．

> **症例5の最終診断** 巨細胞性動脈炎（giant cell arteritis）

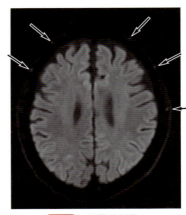

図8-B 症例5 拡散強調像

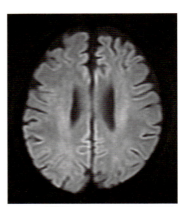

図8-C 症例5 治療後の拡散強調像

> **症例5のPoint**
> ● 拡散強調像では頭蓋骨や皮下脂肪が描出されない
> ● 側頭動脈に沿った異常信号

Lesson 7-1

ふりかえりチェックシート

→答えは本ページ下

① 脳の画像診断で，耳下腺・副鼻腔・眼窩など頸部の解剖構造は[　　]や[　　]でも評価する．→ 症例1
② 真菌性副鼻腔炎は鉄やマンガンなどの金属蓄積を反映して，T1強調像で[　　]，T2強調像で[　　]を呈する．→ 症例2
③ 内頸動脈海綿静脈洞瘻（CCF）は，眼窩内で[　　　　]がみられる．→ 症例3
④ 頭痛の患者でT1強調像で頭蓋骨が低信号となると，[　　　　]の可能性がある．→ 症例4
⑤ 頭痛の患者において[　　　]像で側頭動脈が描出される場合は，[　　　　　]に注意する必要がある．→ 症例5

執筆／神田知紀

①矢状断，冠状断／②高信号，低信号／③上眼静脈の拡張／④びまん性骨髄浸転移／⑤拡散強調像，巨細胞性動脈炎

Lesson 7-2

偶発病変を見逃すな！
─頭部MRIに写り込む頭頸部病変（2）

Point
- 成人以降の乳突蜂巣の液貯留は，上咽頭病変に注意する．
- 頭蓋底や環椎・軸椎の病変も，症状の原因となりうる．

1) 病変の進展方向と進展範囲をみる

症例1　40代，女性．突発性難聴，めまい．

診断専門医D：40代，女性，突発性難聴，めまいで撮像されたMRIです．何を考えますか？

研修医R：**T2強調像で小脳橋角部に腫瘍**を認めます（図1-A；→）．小脳橋角部腫瘍の鑑別は**聴神経鞘腫，髄膜腫，類上皮腫**です，完璧でしょ？

D：よく勉強してる，と言いたいところですけど，どうやって鑑別しますか？

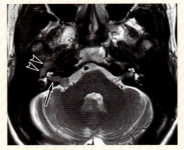

図1-A　症例1　T2強調像

R：手術してみてのお楽しみということで．

D：…それはダメでしょう．進展範囲と進展方式からある程度は予想しないとダメですね．S先生，どうですか？

専攻医S：dural tail signなど髄膜に沿っている要素があれば**髄膜腫**，聴神経に沿って内耳道に入っていれば**聴神経鞘腫**，T2強調像／拡散強調像で著明な高信号であれば**類上皮腫**をより疑います．今回は内耳道に腫瘍が進展しているので，**聴神経鞘腫**といいたいところですが，側頭骨にも病変があるようにみえます（図1-A；▶）．

R：確かに，側頭骨にも同じようなものがありますね．まさか多発しているので，**転移性腫瘍**ですか？

D：S先生，よく気づいたね．R先生，内耳道には聴神経以外に何が走行すると思う？

R：内耳道を通過するのは聴神経と……，あ！顔面神経もですか？

D：さらに細かくいえば，聴神経はさらに前庭・半規管に向かう前庭神経と，蝸牛に向かう蝸牛神経に分かれるね.

R：うぅ，頭痛くなってきた.

D：3D-T2強調像を提示しますが，腫瘍の形態をよくみてください（図1-B；◌◌）.

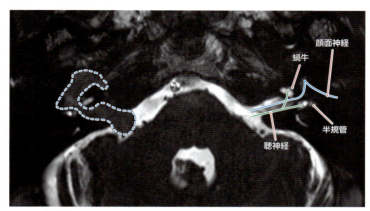

図1-B 症例1 3D-T2強調像

S：**腫瘍が内耳道を通って，蝸牛と三半規管の間を通過して側頭骨に進展**しています．これは**顔面神経に沿った走行**ですから，**顔面神経鞘腫**ですか？

D：正解です．顔面神経鞘腫は聴神経鞘腫より稀ですが，内耳道に発生するので，聴神経鞘腫との鑑別が必要です．**症状や顔面神経に沿った進展**で診断できることがあります．

症例1のPoint
- 小脳橋角部の腫瘍
- 顔面神経に沿った腫瘍進展

症例1の最終診断　顔面神経鞘腫（facial schwannoma）

2) 成人以降の乳突蜂巣の液貯留は？

症例2　40代，女性．右難聴．

診断専門医D：右難聴で来院した40代，女性の画像です．何がわかりますか？

研修医R：T2強調像では小脳橋角部には何もなくて…，あ，**右側頭骨が高信号**ですね（図2-A；▶）．中耳炎ですか？

D：**乳突蜂巣に液貯留**は認めますが，必ずしも炎症を反映しているわけでないんですね．R先生，中耳は通常空気が満ちていますが，なぜ空気が存在するんでしょう？

R：え？　耳からじゃないんですか？

D：外耳と中耳の間には鼓膜がありますよね？

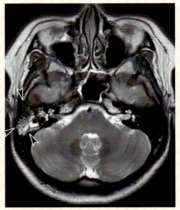

図2-A　症例2　T2強調像

専攻医S：中耳の空気は，上咽頭から耳管を介して入ります．

D：高所で耳がキーンとした時に唾を飲み込むと改善するのは，耳管が開通して圧力が調整されるためですね．

R：それとこの症例が，どう関係あるんですか？

S：小児の乳突蜂巣の液貯留は，乳突蜂巣の発達の過程か中耳炎ですが，**成人以降で初発する乳突蜂巣の液貯留は，上咽頭癌を警戒**する必要があります．

D：そうだね．上咽頭のスライスをよくみてみようか（図2-B）．

R：え？　上咽頭ってみえるんですか？

D：頭部の画像診断では，上咽頭や周囲の構造をみる癖をつけておかないと，大きな見逃しをするので，気をつけてくださいね．S先生，どうですか？

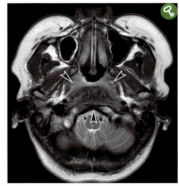

図2-B　症例2　T2強調像（上咽頭のスライス）

- S：上咽頭の粘膜肥厚があり，後方の頸長筋も不均一な高信号を呈しています（図2-B；➤）．これは，上咽頭癌の可能性が高いです．
- D：T1強調矢状断像をみると，上咽頭の粘膜肥厚（図2-C；→）の他，斜台が低信号化し，斜台背側（図2-C；➤）にも腫瘤を認めます．
- S：上咽頭癌の硬膜進展ですね．難聴でこんな進行癌がくると怖いですね．
- D：難聴で咽頭ファイバーは普通しないので，内科はもちろん，耳鼻咽喉科医でもはまりやすい落とし穴ですね．

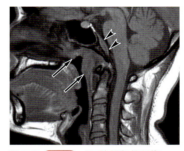

図2-C 症例2　T1強調矢状断像

症例2のPoint
- 乳突蜂巣の液貯留
- 上咽頭の粘膜肥厚，斜台背側の腫瘤

症例2の最終診断　上咽頭癌（epipharyngeal cancer）

3) 頭蓋底に発生する腫瘍は？

症例3　40代，男性．嗄声．

- 診断専門医D：40代，男性，嗄声で来院された患者さんのMRIだけど，どうでしょう？
- 研修医R：うーん，何もない気がします．
- 専攻医S：**側頭骨尖部にT2強調像で高信号の腫瘤**が疑われます（図3-A；→）．
- R：あ，確かに錐体骨尖部が対側より大きいですね．
- D：脳神経麻痺で発症した場合は，頭蓋底にこのような腫瘤が隠れていることが多いので，頭蓋底の解剖には慣れておいてくださいね．

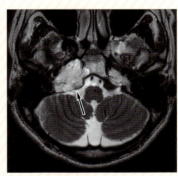

図3-A 症例3　T2強調像

R：CTでは，骨破壊があるんですか？

D：CT骨条件（図3-B）ではどうでしょう？

R：この辺はよくわかんないや．

S：**蝶形骨と側頭骨の継ぎ目付近（図3-B；——）を中心に骨破壊**が広がってますね．

D：R先生も，そのような説明ができるぐらいには頭蓋底の解剖に慣れていてくださいね．S先生，鑑別診断はどう考えますか？

S：**頭蓋底に発生**して，**T2強調像で著明な高信号を呈する腫瘤**としては，脊索腫，軟骨肉腫，血管腫，神経鞘腫，グロムス腫瘍が挙がります．**骨の継ぎ目付近からの発生**ということで，**軟骨肉腫**が考えやすいでしょうか．

D：手術でも軟骨肉腫でした．頭蓋底の骨は軟骨結合でくっついているので，S先生の言うとおり，軟骨系腫瘍が発生しやすいことを知っていれば，診断に迫れますね．

R：**脊索腫**って聞いたことがないんですが，どのような腫瘍なんですか？

D：脊索は発生段階で脊椎を誘導する組織で，生後は消失します．遺残した脊索から悪性腫瘍が発生することがあり，**斜台周囲や仙骨部の正中部にT2強調像で高信号の腫瘤**を形成します（図3-C）．

S：脊索腫と軟骨肉腫は鑑別が難しいことも多いのですが，**脊索腫の方が正中発生・ADCがやや低い**ので，鑑別が可能といわれています．

症例3の最終診断 **軟骨肉腫（chondrosarcoma）**

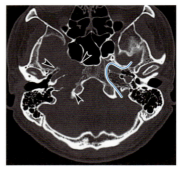

図3-B 症例3 単純CT（骨条件）

T2強調像

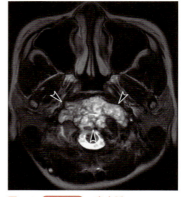

図3-C 参考症例 脊索腫
斜台周囲や仙骨部の正中部に高信号腫瘤を認める（▶）．

症例3のPoint
- 頭蓋底にT2強調像で著明な高信号
- 骨の継ぎ目付近からの発生

4) 頭蓋底の異常所見を見抜け

症例4 60代，男性．糖尿病．慢性の頭痛．

- 診断専門医D：60代，男性，糖尿病，慢性の頭痛．異常所見はどこでしょうか？
- 研修医R：T1強調像（図4-A）は，正常にしかみえません．
- D：頭蓋底は難しいからねぇ．放射線科医も苦手とする人が多いので，しょうがないですが．S先生どう？
- 専攻医S：**上咽頭〜斜台・左外耳道周囲にかけて，T1強調像で低信号域**を認めます（図4-A；➤）．画像からは，**低分化な悪性腫瘍**か**炎症**をみている印象です．

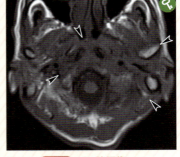

図4-A 症例4 T1強調像

- R：と言われても，ピンとこないんですが．
- D：正常な画像と何回か見比べていると，病変の輪郭が徐々に浮き上がってくるんですけどね．造影T1強調像はどうでしょう？
- R：脂肪抑制造影T1強調像（図4-B）でも，左右差が若干ある程度で，筋肉とかも形が残っていて，病変があるようにみえないんですが．

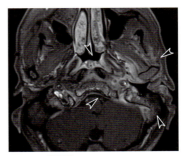

図4-B 症例4 脂肪抑制造影T1強調像

- S：**筋肉の間や斜台・左後頭骨といった骨，髄膜が造影されている**（図4-B；➤）のは，やっぱり異常かと思います．
- D：鑑別は何を考えますか？
- S：腫瘍なら低分化な**上咽頭癌**か**悪性リンパ腫**を考えますが，糖尿病という既往があることを考えると，易感染性のため**感染症**も捨てがたいと思います．
- D：最初他院では，耳から膿が出るという主訴で来ていたそうです．造影の矢状断像では，**斜台と肥厚した硬膜の間に造影不良域**

を認め（図4-C；▷），膿瘍が疑われます．生検の結果，複数の菌が検出され，**頭蓋底骨髄炎**と診断されました．

R：頭蓋底骨髄炎って，何ですか？

D：**頭蓋底を中心とした感染症で，糖尿病など軽度の免疫低下した人に好発**します．最初は外耳道炎から始まり，抗菌薬治療を繰り返していたら耐性緑膿菌が出現して，頭蓋底に感染が広がることが多いようですね．S先生の言うとおり，**低分化な悪性腫瘍と区別が難しいので，生検が必須**となります．

R：まずは，みつけるようになることが大切ですね．

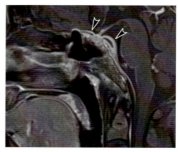

図4-C 症例4 脂肪抑制造影T1強調矢状断像

症例4のPoint
- 頭蓋底の骨がT1強調像で低信号
- 糖尿病の既往

症例4の最終診断 頭蓋底骨髄炎（cranial base osteomyelitis）

5）撮像（撮影）下端に写り込むもの

症例5 70代，女性．突然の左半身のしびれ．

診断専門医D：70代，女性，突然の左半身のしびれのCTです（図5-A）．何を考えますか？

研修医R：出血や脳梗塞を疑う病歴ということですよね．脳実質内はCTでは特に何もないので，MRIも撮像するべきでしょうか？

専攻医S：あれ，大後頭孔が，何だかおかしくないですか？

R：そうですか？ こんなもんだと思いますけど．

S：大後頭孔のスライスで歯突起（図5-A；

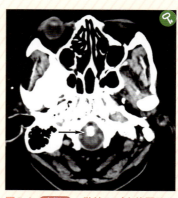

図5-A 症例5 単純CT（大後頭孔のスライス）

→)がみえるのは，おかしいと思います．

R：歯突起って軸椎ですよね．あれ？ この辺りの解剖ってどうなってましたっけ？ 矢状断がみたいです！

D：最近は，MPRで簡単に矢状断が作れるようになったから，すぐみられるよね，といいたいところだけど，撮像範囲ギリギリなんだ．

R：うわー，矢状断を作っても微妙……（図5-B）．上下関係がわかりにくいです．

S：**歯突起（図5-B；▶）が頸髄（図5-B；→）を圧排**していますね．**環軸椎亜脱臼**が疑われます．片側のしびれという症状に合うかは悩ましいですが．

D：S先生，お見事．一番下端に病変が写り込むという典型ですね．後日撮像された頸椎MRI（図5-C）もみてください．

R：脊髄が環椎後弓（図5-C；→）に圧迫されていますね．若干，浮腫もありますか？

S：**環椎前弓と歯突起（図5-C；▶）の距離が開大**しており，亜脱臼の状態です．歯突起が大後頭孔に突出していて，CTではここをみていたんですね．

D：環軸椎亜脱臼は，**環椎と軸椎がずれて不安定になる疾患**です．関節リウマチ患者に多いですが，加齢・歯突起後方偽腫瘍・Down症などでも生じます．神経の不全症状の場合，**頭部CTで発見されることもあるので，撮影下端にも注意する**必要があります．

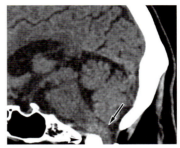

図5-B 症例5　単純CT矢状断像

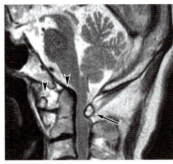

図5-C 症例5　後日の頸椎T2強調像

症例5のPoint
- 大後頭孔に歯突起
- 歯突起が頸髄を圧迫
- 環椎前弓と歯突起の距離が開大

症例5の最終診断　環軸椎亜脱臼（atlantoaxial subluxation）

6) 頭部CTの撮影下端にある石灰化病変

> 症例6 70代,男性.発熱・後頭部痛.

診断専門医D：最後は,70代,男性の発熱・後頭部痛で撮影された頭部CTですが,いかがでしょうか？

研修医R：頭部CTでは何もないので,髄膜炎を疑って髄液検査を勧めます！

D：髄液検査は侵襲が高いので,よっぽど髄膜炎か,くも膜下出血を疑わない限り,敢えて勧めるような検査ではないかと思います.

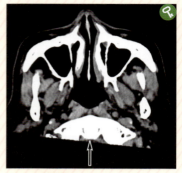

図6-A 症例6 単純CT

専攻医S：撮影下端で,軸椎の後ろが妙に白い気がします（図6-A；→）.階調を調整してみてよいですか？

R：頭蓋底の骨にしかみえないですが…….

D：ここに環椎と軸椎があると知って,いつもみていないと,この違和感に気づけないと思います.少しウインドウ幅を広げた画像が図6-Bです.

R：歯突起の後ろに線状の石灰化（図6-B；►）があります？

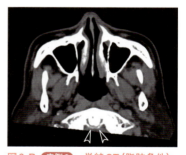

図6-B 症例6 単純CT（脂肪条件）

S：**環椎横靱帯に沿った石灰化**ですね.**発熱・後頭部痛**という症状を合わせると,**crowned dens syndrome**ですかね.

D：crowned dens syndromeは,**急性発症の頸部痛・発熱・頸部の可動域制限・環椎横靱帯の石灰化を特徴とする病態**で,ピロリン酸カルシウムの沈着により生じます.ただし,歯突起周囲の石灰化は加齢性にも生じるので,他の疾患を除外

用語解説

ピロリン酸カルシウム
化学式 $Ca_2P_2O_7$ で表される無機化合物で,関節液中に結晶として存在することがあり,痛風様の症状を引き起こすことがある.ピロリン酸カルシウムの結晶が環軸椎に沈着すると,crowned dens syndromeを引き起こし,激しい首の痛みと炎症を伴うことがある.

して診断することが重要となります．

S：画像も一部欠けていますし，ギリギリで撮影されていますね．

D：頭痛のCTは，**crowned dens syndrome**や**石灰化頸長筋炎**が鑑別になってくるので，本来は第二頸椎レベルまで撮影範囲に入れるべきだと思うのですが，撮影者が知らないこともあり，撮影範囲ギリギリになることも多いです．

R：石灰化頸長筋炎って，何ですか？

S：石灰化頸長筋炎は，**頸長筋にハイドロキシアパタイトが沈着することで疼痛を生じる疾患**（図7 参考症例）で，**CTでは環椎前弓下縁の石灰化**（図7；→）と**頸長筋の浮腫**（図7；▻）が特徴となります．

D：このような撮影下端にも病気が潜んでいることがあるので，CTは奥深いですね．

症例6の最終診断　crowned dens syndrome

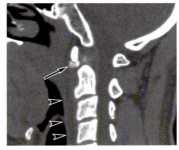

単純CT矢状断像

図7 参考症例　石灰化頸長筋炎
環椎前弓下縁の石灰化（→）と頸長筋の浮腫（▻）を認める．

症例6のPoint
- 環椎横靱帯に沿った石灰化
- 発熱・後頭部痛

第7章

COLUMN

頭蓋底は見逃しの宝庫

- 頭蓋内は脳神経内科・脳神経外科が得意であり，頭頸部は耳鼻咽喉科が得意だが，その間の頭蓋底は専門家がほとんどおらず，得意とする人はほとんどいない．
- 頭部領域の読影で圧倒的に見逃しが多いのが頭蓋底の病変であり，初学者のうちから頭蓋底の解剖構造に強くなっておいた方が，将来とんでもない見逃しをせずにすむと思われる．

Lesson 7-2

ふりかえりチェックシート

→答えは本ページ下

①内耳道を通過するのは [　　　] 神経と顔面神経，聴神経はさらに [　　　] 神経と蝸牛神経に分かれる．→ 症例1

②成人以降で初発する乳突蜂巣の液貯留は，[　　　　] を警戒する．→ 症例2

③頭蓋底にT2強調像で著明な高信号，骨の継ぎ目付近からの発生の場合，[　　　　] を考えやすい．→ 症例3

④ [　　　　] は頭蓋底を中心とした感染症で，糖尿病など軽度の免疫低下した人に好発する．→ 症例4

⑤大後頭孔に歯突起が存在すると，[　　　　] を疑う．→ 症例5

⑥ crowned dens syndromeは急激な頭痛・発熱で発症し，CTでは [　　　] の石灰化が特徴である．→ 症例6

執筆／神田知紀

①聴/前庭，②上咽頭癌，③軟骨内腫瘍，④頭蓋底骨髄炎，⑤頭蓋椎亜脱臼，⑥環椎横靱帯

第8章

意識障害

Lesson 8-1

意識障害で考えること

Point
- "AIUEOTIPS" と "Do DON'T" を覚えよう．
- 痙攣後脳症を疑う時は，痙攣の原因も考える．
- 脳炎／脳症では異常信号域の脳血管の発達がみられ，虚血やCreutzfeldt-Jakob病（CJD）との鑑別に有用である．

1) 経過を考える

診断専門医D：意識障害の鑑別には，どのようなものがありますか？

研修医R：最近，救急でみたのは，酔っ払いと低血糖ですね．あと脳出血とか．この前は，薬物過量摂取の患者も来ました．

D：R先生もいろいろと経験を積んでいるようですね．しかし，漏れがないように網羅的に覚えることも重要です．S先生，いかがでしょう？

専攻医S：まずは "**AIUEOTIPS**" ですね！（▶Check）

D：良い武器をご存知ですね．このように網羅するためのツールを覚えておくと，漏れなく考察することができてよいですね．

Check

意識障害の鑑別 "AIUEOTIPS"

A	Alcohol	アルコール
I	Insulin	低／高血糖
U	Uremia	尿毒症
E	Encephalitis/Encephalopathy	脳炎／脳症
	Endocrinopathy	内分泌疾患
	Electrolytes	電解質異常
O	Overdose	薬物中毒
	O_2	低酸素血症
T	Temperature	体温異常
	Trauma	外傷
I	Infection	感染症
P	Psychogenic	精神疾患
S	Seizure	てんかん／痙攣
	Stroke	脳卒中
	Shock	ショック

覚えておくと便利！

8 → 意識障害

> **症例1** 50代，男性．痙攣重積状態．

🧑‍⚕️ D：では，こちらの症例1について考えてみましょう．50代，男性，痙攣重積状態であり，挿管呼吸管理，鎮静下に撮像されたMRIです（図1）．R先生，いかがですか？

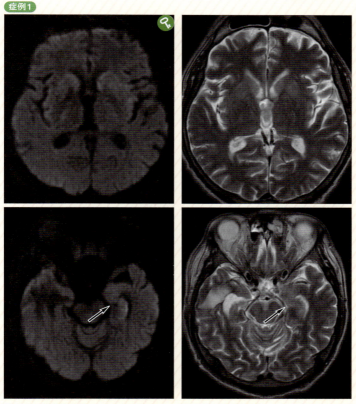

図1-A　拡散強調像　　　図1-B　T2強調像

🧑 R：D先生，今しれっと答えを言ってましたよね？「痙攣重積」って．**AIUEOTIPSのS（てんかん／痙攣）**ですね．

🧑‍⚕️ D：なるほど．MRIではどのような所見がありますか？

🧑 R：左の海馬・扁桃体が拡散強調像（図1-A）とT2強調像（図1-B）で高信号で，ちょっと腫大しています（→）．右側頭葉は出血後で

👨 D：他にも重要な所見がありますよ．

🧑 S：**両側線条体にも腫脹と，拡散強調像（図1-A）とT2強調像（図1-B）での高信号**がありますね．左の島皮質にも同様の所見があるかもしれません．

👨 D：画像所見はそのとおりで，痙攣後脳症でも合致しうる所見です．さて，実はこの患者さんは，**アルコール性肝硬変に対して1か月前に脳死肝移植を施行**されていました．痙攣重積の原因やMRIでの異常所見について，考察を進められますか？

🧒 R：移植後だったら，**PTLD**🔖とか？

🧑 S：**左扁桃体はともかく，両側線条体のPTLDって分布に違和感があります**．

🧒 R：なるほど，「**分布を考えよ**」ですね．

🧑 S：そうですね．この場合は**代謝性や感染症**の可能性を考えるべきで，移植後なので，HHV6（human herpesvirus 6）などのウイルス性辺縁系脳炎を疑います．

👨 D：すばらしい！　本症例では，まさにHHV6による辺縁系脳炎の診断がつき，ガンシクロビルによる加療が開始されました．HHV6脳炎では，本症例のように**海馬・扁桃体からスタートして，前頭葉底部・島回・帯状回，さらに広がって視床や基底核などに異常が認められます**が，単純ヘルペスウイルス脳炎よりも腫脹は軽度で，出血も稀です（図2 参考症例1）．

📖 用語解説

移植後リンパ増殖性疾患（post-transplant lymphoproliferative disorder；PTLD）
移植後に発生する異常なリンパ球増殖が特徴．CT/MRIでリンパ節腫大，肝や脾の病変，肺浸潤がみられる．PET-CTで代謝活性の高い病変が確認されることもある．

A　拡散強調像（b=1000s/mm²）

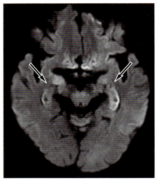

B　T2強調像

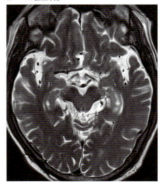

図2　参考症例1　70代，男性
HHV6によるウイルス性辺縁系脳炎
成人T細胞性白血病に対する化学療法中．同日朝から異常行動がみられた．
A，B：両側海馬，扁桃体に高信号域が認められる（A；→）．

194　8 → 意識障害

R：なるほど……**AIUEOTIPSのE（脳炎／脳症）**でしたか！ 痙攣重積だから痙攣後脳症！ と飛びつく前に，**痙攣自体がなぜ起こったか**を考えないとダメですね．

症例1のPoint
- 1か月前に脳死肝移植
- 両側線条体に腫脹，T2強調像・拡散強調像で高信号

症例1の最終診断　HHV6によるウイルス性辺縁系脳炎（HHV-6-induced viral limbic encephalitis）

2）若年者の梗塞様病変

症例2　20代，男性．同日朝からの頭痛，発熱，右同名半盲，下痢，発話減少．

診断専門医D：20代，男性，同日朝からの頭痛，発熱，右同名半盲，下痢があり，人の話を理解できないことや，発話減少も指摘されています．頭部MRIをお示しします（図3）．いかがでしょうか？

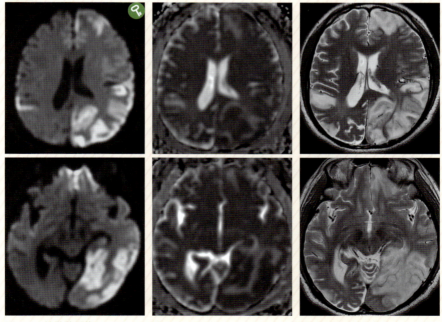

図3-A　拡散強調像　　図3-B　ADC map　　図3-C　T2強調像

研修医R：脳皮質に腫脹を伴う拡散制限域が複数か所にみられます（図3-A）．脳梗塞にしては分布がおかしいですね．

D・専攻医S：おっ！

R：そんなに驚かないでくださいよ！　発熱や下痢，あと脳症を疑う症状があって，やっぱり脳梗塞としては合わないです．脳炎でしょうか？

D：考え方は悪くないです．意識障害の鑑別 **"AIUEOTIPS"のE（脳炎/脳症）やI（感染症）を考え**るということですね？

R：あっ，はい，そういう感じです．あ，前に出てきた **Creutzfeldt-Jakob病（CJD）** 🔖 なんてどうですか？　確か皮質が腫れるパターンもあったはずです．

S：R先生が言ってるのは，*V180I* mutation型の遺伝性CJDのことですね．症状が合わないように思うけど，どうですか？

R：あちゃー．

S：あと，T2強調像でみると皮質だけじゃなくて，**皮質下白質にも異常な高信号**があります（図3-C）．

D：そうですね，CJDではなさそうです．

S：左頭頂葉・後頭葉・側頭葉ではT2強調像で発達したflow voidsもあって，**血流の亢進**が疑われます．この点も，CJDや脳梗塞よりは，脳炎や脳症を支持する所見だと思います．あと，**右同名半盲**はこの病変に伴う変化ですかね．

D：方向性は正しいです．さらに考察を深められますか？

S：**若年者に血管支配域に一致しない梗塞様病変**なので，**MELAS** 🔖 を考えるべきだと思います．あとは，**橋本脳症やMOG抗体関連疾患** 🔖 なども類似するのかもしれません．

📖用語解説

Creutzfeldt-Jakob病（CJD）

異常なプリオン蛋白質による致死性の神経変性疾患で，急速に進行する認知障害や運動失調，ミオクローヌスが特徴．MRIで基底核や大脳皮質に高信号を示すことが多く，特に拡散強調像で顕著である．

📖用語解説

MOG抗体関連疾患（MOGAD）

中枢神経系の脱髄疾患．MOG抗体が原因で，視神経炎，横断性脊髄炎，脳幹炎などを引き起こす．MRIでは，視神経，脊髄，大脳白質に病変がみられる．血液検査でMOG抗体を検出して診断する．

📖用語解説

MELAS（ミトコンドリア脳筋症，乳酸アシドーシス，脳卒中様発作）

ミトコンドリアDNAのmutationによる遺伝性疾患．若年期に発症し，頭痛，嘔吐，痙攣，認知障害，筋力低下などを含む．MRIで脳の特定領域における脳卒中様病変や皮質の異常信号がみられる．

D：さすがですね．本症例では髄液のピルビン酸や乳酸の上昇があり，血液・尿検体でミトコンドリアDNAの3243A＞G mutationが認められ，MELASと診断されました．S先生が言ったように，若年者に血管支配域に一致しない梗塞様病変をみたら，MELASは考えなくてはなりません．消化器症状など中枢神経系以外の多系統の症状が出うるのは，ウイルスなど感染症との鑑別が問題になる点ですね．

R：脳梗塞にしては分布がおかしいということまでは考えられたのに，年齢や血管の発達までは読めなかったです．くやしー．

症例2のPoint
- 若年者
- 血管支配域に一致しない梗塞様病変

症例2の最終診断　MELASによる脳卒中発作（stroke-like episodes due to MELAS）

3）経過と分布を考える

症例3　30代，女性．浴室で倒れているところを発見．意識障害で救急搬送．

診断専門医D：続いての症例です．30代，女性，浴室で倒れているのを家族に発見され，意識がないため救急搬送されました．発見される数時間前まで，いつもどおりだったことが確認されています．

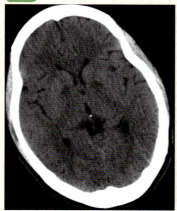
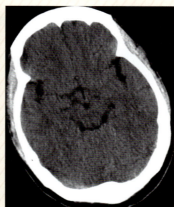

図4-A　単純CT　　　　図4-B　単純CT

研修医R：パッと見は正常の頭部単純CTですね（図4-A，B）．右に傾いているのはちょっと気になるけど．

D：正面を向いていないことを指摘するのは良い着眼点ですね．でも，それだけで良いですか？

R：出血なし，左右差なし，脳室拡大なし，脳溝狭小化なし…．う～ん，やっぱり大丈夫そうですが…．

D：なるほど．ではMRIをみてみましょうか（図4-C～F）．いかがでしょう？

R：ああ，異常がある！　**両側淡蒼球にT2強調像**（図4-C）**とFLAIR像**（図4-D）**で高信号で，拡散制限**がみられます．病変によって，**淡蒼球は腫脹**していますね．

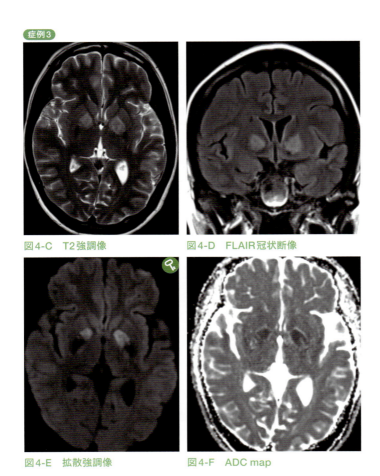

図4-C　T2強調像

図4-D　FLAIR冠状断像

図4-E　拡散強調像

図4-F　ADC map

D：はい，所見はよく表現できています．その目で単純CTを見返してみると，いかがですか？

R：うわあ，単純CTでもみえてた（図4-A；→）！ なんで気づけなかったんだ……．

D：まあそういうものですよ．さて，診断に迫っていきましょう．

R：そうしましょう．S先生，お願いします！

専攻医S：ちょっと……まあいいか．まず状況を整理すると，**数時間以内に発症した意識障害**ということになります．**両側対称性**に異常があることと併せて，経過と分布から，腫瘍や感染よりは，**代謝・中毒性疾患**や**自己免疫性疾患**をより疑います．

R：「**経過と分布を考えよ**」をやってますね．

S：両側淡蒼球に単純CTで低吸収で，MRIでは拡散制限を示す病変ということで，同部の虚血を反映した所見と考えられ，これは**一酸化炭素中毒の急性期**に特徴的な所見です．浴室で倒れていたという病歴と併せて考えると，自殺企図だった可能性がありますね．

D：お見事です．本症例はまさに，浴室での自殺企図での一酸化炭素中毒の症例でした．シアン化物（図5 参考症例2）やコカインなど，その他の原因薬物でも虚血によって両側淡蒼球の異常所見は出現しえますが，日常臨床で最も遭遇しやすいのは一酸化炭素中毒ですね．

一酸化炭素中毒では，淡蒼球のみならず黒質網様部も壊死による異常信号を呈することがあります．また，急性期のエピソードの数週間後，遅発性に精神神経症状を生じることがあり，"**Grinker's myelinopathy**"として知られています．これは**脱髄を反映**しているという解釈が一般的で，**大脳深部白質にT2強調像での高信号や拡散制限**がみられます．ただし，この遅発性の病態は**低酸素虚血性脳症**や**溺水**などの後にもみられることがあります．

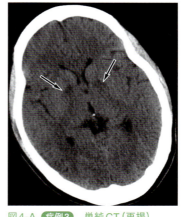

図4-A 症例3　単純CT（再掲）

図5 参考症例2 40代，男性 急性シアン中毒
入院2日目に両側尾状核頭，淡蒼球の虚血と，小脳の強い浮腫に伴う水頭症が顕在化している（B；→）．

A 来院時の単純CT

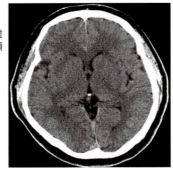

B 2日後の単純CT

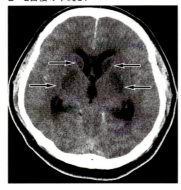

C 2日後の単純CT

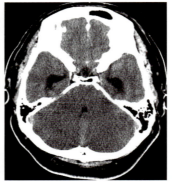

R：なるほど，**AIUEOTIPSのO（薬物中毒）**か！両側対称性の病変だと見逃しやすいですね．MRIではあんなにはっきり異常だったのに，CTで指摘できず悔しいです．

S：普段から，健常者の画像の各部位の特徴を意識的にみておくことも大事ですね．

症例3のPoint
- 数時間以内に発生した意識障害
- 両側対称性の淡蒼球腫脹；単純CTで低吸収，MRIで拡散制限

症例3の最終診断 一酸化炭素中毒（急性期）（acute phase of carbon monoxide poisoning）

4) 左右対称性の異常信号——病歴をみよ

> 症例4　50代，男性．転倒により救急搬送．脱水，意識障害，横紋筋融解症．

🧑‍⚕️ **診断専門医D**：続いての症例です．50代，男性，ベッドと壁の間に倒れているところを施設の管理人に発見され，救急搬送されました．3日前には健常であったことが確認されています．搬送時は脱水により血圧測定困難でしたが，輸液に反応して血圧低下は改善しました．しかし，意識障害は遷延しており，横紋筋融解症も認めました．頭部単純CTをお示しします（図6-A）．

👦 **研修医R**：正常です！

🧑 **専攻医S**：今までの流れ的に絶対異常があると思うんですが，これは私も異常を指摘できません…．

👦 **R**：おお，心強い．では，我々の解答は「異常なし」でお願いします．

🧑 **S**：う〜ん……．

🧑‍⚕️ **D**：S先生がお困りの様子なので，追加で撮像された頭部MRIをみてみましょう（図6-B, C）．いかがですか？

👦 **R**：やっぱり正常です！

🧑 **S**：うわー，やっぱりCTで見逃してました！

🧑‍⚕️ **D**：お2人で真逆のリアクションですが，S先生は異常にお気づきになったみたいですね．しかし，単純CTの段階で指摘するのはかなり難しかったと思います．一応，矢印をつけると，ここが異常でした（図6-A 再掲；→）．健常例（図7 参考画像）と

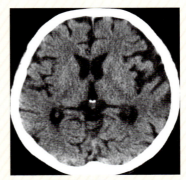

図6-A　症例4　単純CT

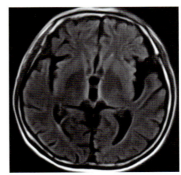

図6-B　症例4　FLAIR像

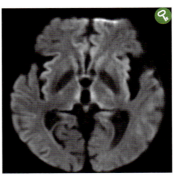

図6-C　症例4　拡散強調像

比較して，**第三脳室周囲の低吸収域**が目立っています．

🧑 R：ええー，これは難しすぎますよ．

🧑 S：でも，AIUEOTIPSと"Do DON'T"［ブドウ糖（dextrose），酸素（oxygen），ナロキソン（naloxone），ビタミンB1（thiamine）］にも含まれてる重要な疾患だから，病歴からチェックしなきゃいけなかったね．

👨 D：S先生は，もう診断がおわかりのようですね．

🧑 R：さすがです．

🧑 S：はい．第三脳室〜中脳水道〜第四脳室周囲に，FLAIR像や拡散強調像で異常な高信号を認めています（図6-B, C）．両側視床の長方形の高信号は特徴的で，これが単純CTでも異常低吸収としてみえていました（図6-A）．最初，見逃していましたが，**Wernicke脳症**に合致します．

👨 D：はい，正解です．この患者さんは，ビタミンB1の補充と脱水・横紋筋融解症に対する補液で改善しました．

🧑 R：**AIUEOTIPSのA（アルコール）/ E（内分泌）** と **Do DON'TのT（ビタミンB1）** か〜．なるほど．

👨 D：Wernicke脳症は**ビタミンB1欠乏による脳症**で，慢性アルコール中毒，重症妊娠悪阻，慢性消耗性疾患，消化管手術後などに生じえます．ビタミンB1はブドウ糖代謝において重要な役割を担うビタミンで，欠乏すると第三脳室（図6-A；→）〜中脳水道（図6-D；→）〜第四脳室周囲灰白

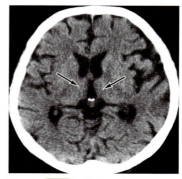

図6-A　症例4　単純CT（再掲）

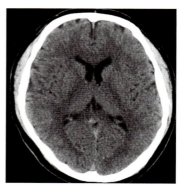

図7　参考画像　単純CT（健常例）

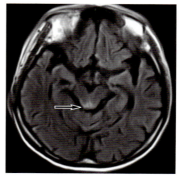

図6-D　症例4　FLAIR像

質（図6-E；→）や乳頭体，上丘・下丘などに<u>左右対称性の異常信号</u>が認められます．

S：非典型例としては，大脳皮質や小脳歯状核病変が出現したり，小児例では基底核にも異常が出ることが有名ですよね．

R：う～ん，まずは典型例をしっかり把握することからだな．

D：AIUEOTIPSに加えて，Do DON'T[ブドウ糖(dextrose)，酸素(oxygen)，ナロキソン(naloxone)，ビタミンB1(thiamine)]もしっかり覚えておきましょう．

症例4の最終診断 Wernicke脳症（Wernicke's encephalopathy）

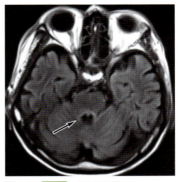

図6-E 症例4 FLAIR像

症例4のPoint
- 脱水，横紋筋融解症
- 左右対称性の異常信号/低吸収域

Lesson 8-1

ふりかえりチェックシート

→答えは本ページ下

① 意識障害の鑑別は，AIUEOTIPSで覚える．Aは[　　　]，Eは[　　　]（脳炎/脳症）が含まれる．→ 症例1
② 若年者の[　　　]支配域に一致しない梗塞様病変をみたら，[　　　]を考える．→ 症例2
③ 急性の意識障害で両側淡蒼球に単純CTで低吸収，MRIで拡散制限を示したら，[　　　]を考えうる．→ 症例3
④ 意識障害の鑑別として，Do DON'Tも覚える．[　　　]，oxygen（酸素），ナロキソン（nalozone），[　　　]を覚えておきたい．→ 症例4

執筆／黒川 遼

Lesson 8-1 ふりかえりチェックシートの答え
① Alcohol（アルコール）／Encephalitis/Encephalopathy，② 血管／MELAS，③ 一酸化炭素中毒，④ ブドウ糖（dextrose），ビタミンB1（thiamine）

第9章

血管

Lesson 9-1

脳MRAはどのようにみたらいいの？

> **Point** ● 脳血管の評価方法を，まずは確認していこう！

1) 脳血管の見方（1）——動脈硬化

研修医R：MR angiography（MRA）（▶Check①）での脳血管の見方が正直よくわからないので，教えてほしいのですが……．

専攻医S：どのあたりがわからないの？

R：前回の読影レポートに「**動脈硬化**」と書いてあるのですが，どのあたりをみたらよいのでしょうか？

S：確かに，あまり教科書には書いていないよね……．

診断専門医D：まずは動脈硬化とは何か，から考えていきましょう．**動脈硬化は，血管が硬くなって弾力性が失われた状態**を指しますね．**血管が彎曲や蛇行したり，内腔にプラークや血栓が生じたりして，血管が詰まりやすくなります**．

Check①

MR angiography（MRA）

● 脳血管の血流の状態を非造影で評価できる非侵襲的な検査法．血液の流入効果を利用するtime-of-flight（TOF）法と血液の位相変化を利用するphase contrast（PC）法の2つの撮像原理があります．

● 脳動脈では主に3D-TOF法が用いられ，maximum intensity profection（MIP）法を用いて，脳全体を1枚の画像で俯瞰することができます．

● 最近では血管造影のように表示する4D-MRAや，非造影で脳血流量を評価できるarterial spin labeling（ASL）法なども使われるようになってきています．

症例1　70代，男性．

R：今みている70代男性の症例は，**両側の中大脳動脈M1や内頸動脈の蛇行が目立つ**気がします（図1-A；→）．

A　MRA　　　　　　　　　　　　　　　　　B　MRA

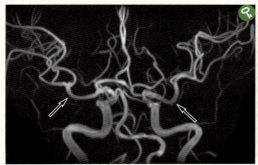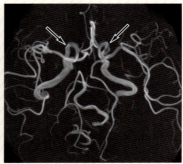

図1　症例1　70代，男性　動脈硬化

D：そうですね，あとは血管の写り方はどうでしょうか？

S：**内頸動脈の海綿静脈洞部（C2-3）で不整が目立ちます**（図1-B；→）．

D：そのとおりです．動脈硬化は，MRAでみえる血管だけではなく，**写らないような穿通枝にも影響を与える**ので，**大脳の白質病変や陳旧性梗塞に関連する所見**になりますね．

R：そういえば，MRAはどうしていろいろな方向で回るように表示されているのでしょうか？

D：動脈瘤をみつける際に，1つの方向だと見逃すことがあるからですね．血管のつながりをみる際に必要なこともあります．

R：わかりました．いろいろな方向からもみてみたいと思います！

動脈硬化の画像のPoint

- 血管が彎曲，蛇行したり，内腔にプラークや血栓が生じたりして，血管が詰まりやすくなる．
- 生活習慣病がリスク因子となり，虚血性病変や陳旧性梗塞に関連する．

2) 脳血管の見方 (2) ── 正常変異

症例2 50代, 男性.

研修医R：次に50代男性の画像で, みたことがない血管があるのですが, これは何でしょうか (図2-A; →)？

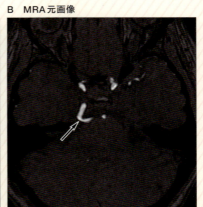

A　MRA

B　MRA元画像

図2　症例2　50代, 男性　遺残原始三叉動脈

専攻医S：あー, これはたまにみますね.

診断専門医D：そうですね. まずは, どことどこがつながっているか, わかりますか？

R：えーと, **内頸動脈と椎骨動脈が連続しています**.

D：そうですね, この血管がどこを通過しているか, わかりますか？

R：えーと…….

S：解剖は, ちゃんと確認しておかないとね. **Meckel腔を通っています** (図2-B; →).

D：Meckel腔は何が通過するか, わかりますか？

S：はい, 三叉神経が通る孔です.

D：そのとおりです. **内頸動脈からMeckel腔を通って椎骨動脈に連続する血管**は, **遺残原始三叉動脈**と呼ばれます.

R：あー, 三叉神経の三叉ですか.

S：遺残ということは，"昔にあったもの"ということでしょうか？

D：はい，そうです．詳しい話は省略しますが，**胎生のかなり早い段階の，脳血管が形成される初期に存在する血管**ですね．その他にも，**遺残原始舌下動脈**や**遺残原始嗅動脈**などもありますよ．比較的稀ですが，正常変異は基本なので覚えておきましょう．

R：はい，わかりました！

> **正常変異の画像のPoint**
> - 遺残原始三叉動脈，遺残原始舌下動脈，遺残原始嗅動脈など解剖上の正常変異についても理解する．
> - どうつながっているか，どこを通過しているかを確認する．

3）脳血管の見方（3）── 年齢と血管蛇行

症例3　30代，男性．

診断専門医D：この症例を一緒に考えてみましょう．30代男性の術前のMRIです（図3）．

症例3

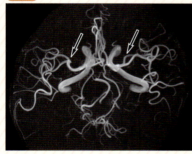
図3-A　MRA

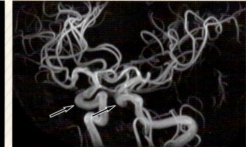
図3-B　MRA

研修医R：はい，えーと，脳血管の蛇行が全体に目立つ気がします（図3-A，B；→）．**動脈硬化**ですね．

専攻医S：いや，30代で動脈硬化はちょっと考えにくいんじゃないかな．

R：となると……，何でしょうか？

D：所見の拾い方としては，良いと思いますよ．**脳血管が全体的に**

蛇行していて，少し拡張しているかもしれません．

R：うーん……，ちなみに何の術前なのでしょうか？

D：良いところに気づきましたね．この症例の胸部CTをみてみましょう（図3-C）．

S：**大動脈弁輪の拡張**があります（図3-C；→）．ということは…….

R：Marfan症候群ですね！

D：はい，そのとおりです．本症例は**Marfan症候群**で，**心臓手術の術前として撮像**されていました．この血管の蛇行は，どうして起こるか知っていますか？

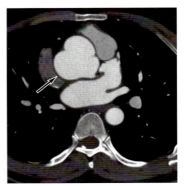

図3-C 症例3 胸部造影CT（縦隔条件）

S：たしか，**血管壁の脆弱性が原因**だったと思います．

D：そのとおりです．Marfan症候群は，いわゆる**全身性結合組織異常症**（▶Check②）と呼ばれます．この病態には，Marfan類縁疾患である**Loeys-Dietz症候群，血管型Ehlers-Danlos症候群**も含まれます．ここで，10代女性の**Loeys-Dietz症候群**のMRAを提示しますが（図4 参考症例），似てますよね？ これらの疾患では，**年齢不相応な血管の蛇行**を認めるので，年齢に応じた所見であるかどうかをきちんと確認するのは重要ですね．

Check② 全身性結合組織異常症

- 結合組織に影響を与える遺伝性疾患群で，複数の臓器に炎症や機能障害を引き起こします．
- 代表的疾患であるMarfan症候群は常染色体顕性遺伝であり，*FBN1*遺伝子の変異により大動脈，骨格，眼などの結合組織が脆弱化します．高身長で手足が長く，扁平足や側彎を合併することがあり（なお，米国NBAではMarfan症候群のスクリーニングが実施されている），大動脈瘤や水晶体亜脱臼などの症状が特徴的で，臨床症状や遺伝子検査から診断されます．頭部・頸部MRAでは年齢不相応な血管の蛇行が診断のきっかけとなることがあります．
- その他に，血管型Ehlers-Danlos症候群（大動脈解離や動脈破裂，皮膚の過伸展性や関節の過可動性が特徴），Loeys-Dietz症候群（大動脈瘤や動脈蛇行，口蓋裂，二分口蓋垂などが特徴），稀な病態として，先天性拘縮性くも状指趾症（ビールス症候群），ホモシスチン尿症，Stickler症候群，脆弱X（Fragile X）症候群などがあります．

R：確かにそっくりですね！ちなみに，Marfan症候群では他にどのような所見が認められるのでしょうか？

D：そうですね……，Marfan症候群は側彎症のスクリーニングでみつかることがあり，その場合は，**硬膜嚢の拡張（dural ectasia）**，**硬膜嚢の拡張・圧排による椎体の変形（scalloping）**がありますが，これらの所見は**神経線維腫症1型（NF1）**でも認めることがありますね．

R：今度から気をつけてみてみます．

症例3の最終診断 Marfan症候群による脳血管の蛇行（Marfan syndrome）

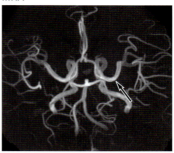

MRA

図4 参考症例　10代前半，女性
Loeys-Dietz症候群
脳血管全体に蛇行が目立つ（→）．

症例3のPoint
- 若年での脳血管の蛇行・拡張
- 大動脈弁輪の拡張（心臓手術の術前症例）

Lesson 9-1

ふりかえりチェックシート

→答えは本ページ下

① 動脈硬化は血管が硬くなって弾力が失われた状態を指す．血管が[　　　]・[　　　]したり，内腔にプラークや[　　　]が生じたりして，血管が詰まりやすくなる．→ 症例1

② 内頸動脈からMeckel腔を通って椎骨動脈に連続する血管は[　　　　　　]と呼ばれる正常変異である．→ 症例2

③ Marfan症候群では[　　　　　　]による血管の拡張や蛇行がみられることがある．→ 症例3

執筆／原田太以佑

答え／①屈曲／蛇行，石灰化，③遺伝性結合織異常症　※順不同

Lesson 9-2

血管がよくみえない時は，どう読んだらいいの？

Point ● みえない血管を中心に丁寧に所見をとり，どのような病態が想定されるかを考えよう．

1) 細かい血管が目立つのは？

> 症例1　10歳，女児．経過観察の症例．

🧑‍⚕️ **診断専門医D**：10歳，女児の経過観察の症例です（図1）．まずは，所見をとってみましょうか．

🧑‍⚕️ **研修医R**：脳血管がみえません……，特にMCA（中大脳動脈）．

🧑‍⚕️ **専攻医S**：ICA（内頸動脈）の遠位部からの描出が悪いのでしょうか．あと，PCA（後大脳動脈）が末梢までよく描出されています．

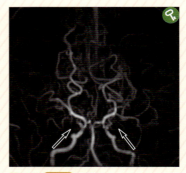

図1-A　症例1　MRA

🧑‍⚕️ **D**：そうですね．両側ICAの先端部からMCAにかけての狭窄が目立ちますね（図1-A；→）．T2強調像ではどうでしょうか（図1-B）？

🧑‍⚕️ **R**：両側MCAの周囲に，細かい血管が目立つような気がします（図1-B；→）．

🧑‍⚕️ **D**：いわゆる，"もやもや血管"と呼ばれる所見ですね．

🧑‍⚕️ **R**：あ，もやもや病ですね！

🧑‍⚕️ **D**：そのとおりです．典型的な**もやもや病**の症例ですね．**両側PCAの発達は軟髄膜吻合に関連し，慢性虚血状態の際に認められる所見**です．

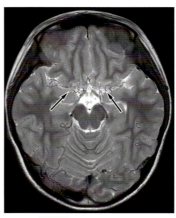

図1-B　症例1　T2強調像

S：このもやもや血管と呼ばれるものは，具体的に何なのでしょうか？

D：これは，いわゆる**穿通枝**と呼ばれる血管です．普段はあまり目にすることはありませんが，もやもや病の症例では，側副血行路として発達してみえることがあります．具体的には，**外側線条体動脈**や**視床穿通動脈**などをみていることが多いですね．

R：その穿通枝の名前は，すべて覚えた方がよいでしょうか？

S：私も，ちゃんと覚えてはいないですね．

D：そうですね……，脳神経を専門にする人以外は，そこまで必要ではないと思いますが，この血管を評価する意義は知っておいた方がよいですね．

R：具体的に，何をみたらよいのでしょうか？

D：それでは，MRAの元画像をみてみましょう（図1-C）．どんなことに気がつきますか？

S：たくさんの穿通枝（図1-C）が発達していて…，正直よくわかりません．

D：そうですね．これだけ細かい血管がたくさんみえると，そう思う気持ちはわかりますが，落ち着いてみてみましょう．側脳室壁の血管に着目するとどうでしょうか？

S：側脳室のところで，脳実質内に側副血行路がありますか（図1-D；→）？

D：そうですね．その所見が非常に重要です．**periventricular anastomosis (PVA)** と呼ばれるもので，**穿通枝が側脳室壁を介して脳実質内を走行する髄質動脈に側副血行路**

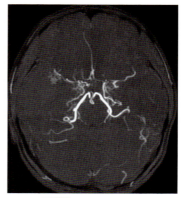

図1-C 症例1　MRA partial-MIP像（最大値投影法）

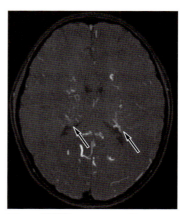

図1-D 症例1　MRA 元画像

用語解説

periventricular anastomosis (PVA)
もやもや病における重要な側副血行路のひとつ．側脳室周囲の穿通枝が髄質動脈と病的吻合して形成される．PVAは脆弱で出血リスクが高いとされ，特に前脈絡叢動脈の関与が多く，読影の際に評価すべき所見である．

を形成するものです.

R：これがあると，何かマズいのでしょうか？

D：はい，もやもや病の出血症例では，この側副血行路の形成があるとリスクが上昇するので，今後のリスク評価のためにも重要な所見です.

S：なるほど！ 今度から記載するようにします．あと，**脳槽撮像（MR cisternography）**もされているのですが（図1-E），これは何のためにあるのでしょうか？

R：そもそも，MR cisternographyとは何ですか？

D：MR cisternographyはheavy T2強調像と呼ばれるもので，水強調像とも呼ばれます．**短時間・薄いスライスで，脳神経や脳血管の外径の評価をすることができます**．『もやもや病診断基準』[1]が，2021年に改訂されたのはご存じですか？

S：いえ，知りませんでした．

D：であれば，一度みておくとよいと思います．今回の改訂では，MRI所見として**"狭窄部の血管外径の狭小化"**が追加され，この参考症例でも狭窄部で血管が先細り状になっているのがわかると思います（図2 参考症例）．

S：これは，何と鑑別する所見なのでしょうか？

D：これは動脈狭窄で，**最も頻度が高い動脈硬化を除外するための所見**です．この症例のように，**動脈硬化では血管外径は保たれる**ことが多いため，もやもや病との鑑別

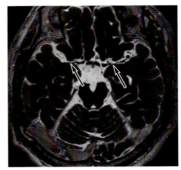

図1-E 症例1 脳槽撮像
(MR cisternography)

A　MRA

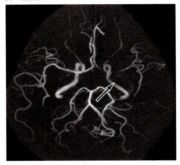

B　MR cisternography

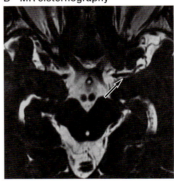

図2 参考症例 60代，男性　動脈狭窄

A：左中大脳動脈M1の狭窄を認め（→），M2移行の描出が対側と比べて不良である．
B：狭窄部である左M1には血管外径の狭小化がなく（→），もやもや病は否定的と考えられた．

点となります．

> S：わかりました，レポートに記載するようにします！

> D：このような新しい情報は，適宜取り入れるように心がけましょう．

症例1の最終診断　もやもや病
(moyamoya disease)

症例1のPoint
- 穿通枝が側脳室壁を介して髄質動脈に側副血行路を形成することがある．
- 狭窄部の血管外径の狭小化が，動脈硬化との鑑別ポイントとなる．

2) 前回と比べて変わっているのは？

症例2　70代，男性．頸部痛のスクリーニング．

> 研修医R：70代，男性の頸部痛のスクリーニングです（図3）．特に異常はないと思いました．

症例2

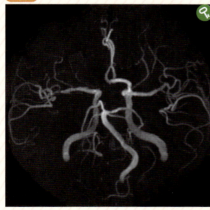

図3-A　MRA

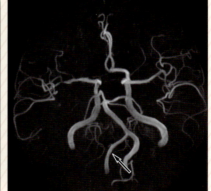

図3-B　前回のMRA

> 専攻医S：R先生，これは何を疑って検査したか，わかってますか？

> R：いえ…，ただのスクリーニングだと思っていましたが……．

> 診断専門医D：S先生の視点は確かに重要ですね．確かに，ぱっとみて異常がないようにみえますが（図3-A），前回の検査（図3-B）と比較してみましょう．どこが変わったか，わかりますか？

R：えーと…，変わっていない気がしますが……．

S：いやいや，**右椎骨動脈の描出がなくなっていますよ**（図3-A, B；→）．

R：あ，本当だ！ 右椎骨動脈がみえなくなっています！

D：はい，そのとおりです．それでは，MRAの元画像でも確認してみましょう（図3-C）．

R：はい…，やはり右椎骨動脈は写っていないので，よくわかりません（図3-C；→）．

D：ではS先生，このような時は何を確認したらよいと思いますか？

S：**他のシーケンスで血管の信号をみるべき**だと思います．

D：はい，そのとおりです．では，T2強調像でみてみるとどうでしょうか（図3-D）？

R：**右椎骨動脈が，対側と比べて高信号**になっています（図3-D；→）！

D：そのとおりです．他にも，脳槽撮像（MR cisternography）や**BPAS（basi-parallel anatomical scanning）**などで，**血管外径の拡大**をみるのもよいと思います．

R：わかりました．今度から，ちゃんと拾うようにします．

D：そうですね．ただ，**椎骨動脈には生理的に左右差があることが多いので，「椎骨動脈がみえない＝異常」ではない**ことは，頭に入れておいてください．

S：**そのために，MRA以外のシーケンスで確認する**必要があるのですね．

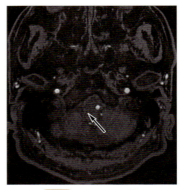

図3-C 症例2　MRA元画像

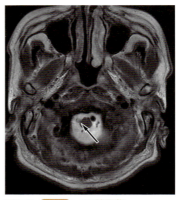

図3-D 症例2　T2強調像

用語解説

BPAS（basi-parallel anatomical scanning）

血管外径を評価する撮像法であり，脳底動脈～椎骨動脈の角度に合わせるように厚いスライスのheavy T2強調像を撮像し，椎骨動脈～脳底動脈までの血管外径を画像化する．cisternographyが普及する前（2000～2010年代）に使われた撮像法であり，施設によってはみる機会は少なくなっているが，解離による血管外径の拡張を評価する方法として知っておきたい．

D：はい，そのとおりです．異常所見にすぐに飛びつかずに，所見をしっかりとることが重要ですね．

> 症例2の最終診断　椎骨動脈解離
> (vertebral artery dissection)

症例2のPoint
- MRAおよび元画像で右椎骨動脈の描出がみられない
- T2強調像では対側と比べて高信号

Lesson 9-2

ふりかえりチェックシート

→答えは本ページ下

① もやもや病では，[　　　　　　　　　]と呼ばれる側副血行路を形成することがあり，脆弱で出血リスクが高いとされる．→ 症例1

② MRAや元画像で片側の椎骨動脈がみえない場合，他のシーケンス：脳槽撮影やBPASなどで[　　　　　]と[　　　　　]をみるとよい．→ 症例2

参考文献

1) 黒田　敏・他：もやもや病診断基準 ―2021年改訂版―．脳卒中の外科 50: 1-7, 2022.

執筆／原田太以佑

① periventricular anastomosis，② 血管外径の菲薄化／血管内の信号

Lesson 9-3

たくさんの血管がみえる場合は，どう考えたらいいの？

Point ● どのような血管あるいは血流の異常が存在しているのかを見極めよう．

1) 流入動脈（feeder），流出静脈（drainer），flow void

症例1　20代，女性．頭痛．

🧑‍⚕️ 診断専門医D：20代の女性，頭痛のスクリーニングです（図1）．何か変なものが右大脳半球にあります．

症例1

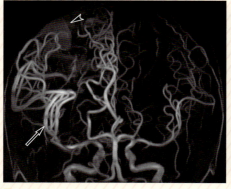 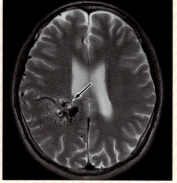

図1-A　MRA　　　　　　　　　　　図1-B　T2強調像

🧑‍⚕️ 専攻医S：わー，すごくきれいな症例！

🧑‍⚕️ D：そうですね．まずは，所見を1つずつとっていきましょうか．

🧑‍⚕️ 研修医R：**右MCA（中大脳動脈）が対側と比べて全体に拡張して**いると思います（図1-A；→）．

🧑‍⚕️ D：他の血管はどうでしょう？

🧑‍⚕️ R：えーと，**右ACA（前大脳動脈）やPCA（後大脳動脈）も発達して**いるのでしょうか？

🧑‍⚕️ D：私もそう思います．**円蓋部に淡い高信号の構造**がありそうですね（図1-A；▻）．

R：T2強調像だと，もしゃもしゃとした構造があります（図1-B；→）．

S：**右頭頂葉の脳表付近〜側脳室周囲にかけて，ナイダス**◉**（図1-C；→）と流出静脈（drainer）（図1-C；▶）と考えられる血管構造**があると思います．

D：はい，そのとおりです．この症例は，典型的な**脳動静脈奇形（AVM）**の所見ですね．**流入動脈（feeder）は右MCAがメインですが，右ACAとPCAも関与しており，drainerは主に，脳表を介して上矢状静脈洞に流れている**ようですね．

R：どうして，これらの血管構造は低信号になっているのでしょうか？

D：S先生，説明できますか？

S：いわゆるflow voidというものですね．spin echo（SE）法の撮像だと，2回のラジオ波でパルスを受けて信号が検出されるけど，速い血流が存在していると，同じ場所に2回のラジオ波が当たらないためですね．

D：すばらしいですね，そのとおりです．**AVMは非常に速い血流**の血管奇形ですので，**病変はflow void**となります．AVMに関連する事項として，**Spetzler-Martin分類**がありますが，ご存じですか？

S：何となくしか，わかりません．

D：この分類は，**摘出難易度の指標や治療方針の決定に寄与する**ので，覚えておきましょう．**①AVMの大きさ，②周辺脳の機能的重要性（eloquent or not），③流出静脈の流出路**の3つの要素からなります

用語解説

ナイダス（nidus）
脳動静脈奇形（AVM）の短絡部そのものであり，細動脈が直接細静脈に吻合され，毛細血管が欠如する．ナイダス周囲の脳実質は低灌流あるいは低酸素状態であり，AVMの増大の一因となっているという報告もある．

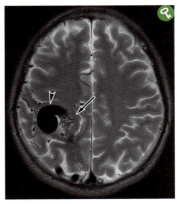

図1-C 症例1 T2強調像
→：ナイダス
▶：流出静脈

（表）．この症例1では，ナイダスの大きさはmedium（3〜6cm），流出静脈は脳表，non-eloquentで，grade 2相当となり，外科的切除が推奨されます．

R：他に，読影の際に注意すべき点はありますか？

D：そうですね．feederは他の血管と比べて高流量になり，動脈瘤の発生リスクとなるので，AVMだけではなくfeeder全体をしっかりみた方がいいですね．

R：わかりました．気をつけて，みてみようと思います！

症例1の最終診断　脳動静脈奇形（arteriovenous malformation；AVM）

表　AVMのSpetzler-Martin分類

特徴	grade（点数）
AVMのサイズ	
● small（＜3cm）	grade 1（1点）相当
● medium（3〜6cm）	grade 2（2点）相当
● large（＞6cm）	grade 3（3点）相当
解剖的・機能的重要性	
● なし（non-eloquent site）	grade 0（0点）相当
● あり（eloquent site）＊	grade 1（1点）相当
流出静脈の流出路	
● 表在性のみ	grade 0（0点）相当
● 深在性	grade 1（1点）相当

＊感覚運動，言語，視覚野，視床下部，視床，内包，脳幹，小脳脚，または小脳核．
（文献1）より改変して転載）

症例1のPoint
- 右MCAが対側と比べて全体的に拡張
- 病変部がflow voidを示す（＝高流量）
- feederは右MCAメイン，drainerは脳表を介して上矢状静脈洞に流れる

2）頭部外傷後，S状静脈洞の血栓をみきわめる

症例2　60代，男性．頭部外傷後から変な音が聞こえる．

研修医R：60代，男性，頭部外傷後から変な音が聞こえるようです（図2）．

診断専門医D：なるほど．MRAでは異常は指摘できますか（図2-A）？

R：えーと…，特に異常はないと思いましたが……．

専攻医S：いや，<mark>左後頭部付近に淡い高信号</mark>があります（図2-A；→）．

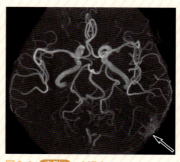

図2-A　症例2　MRA

D：そうですね．それでは，MRAの元画像をみてみましょう（図2-B）．

R：あ，**左S状静脈洞のあたりが高信号**になっています（図2-B；→）．

D：はい．それでは，どのような病態かわかりますか？

S：**硬膜動静脈瘻（dural AVF）**だと思います．

D：そうですね．おそらく，**外傷に伴う微細な損傷から発生したもの**と考えられます．この症例だと，左中硬膜動脈や後頭動脈の一部がfeederとなっているようですね．

S：この症例の**左S状静脈洞**をもう少しきちんとみてみると，**対側と比べてT2強調像で軽度高信号**（図2-C；→），**T1強調像でも軽度高信号**（図2-D；→）になっているようにみえるのですが，これは異常でしょうか？

D：良いところに気がつきましたね．左S状静脈洞は，しばしば生理的な逆流により左右差が生じることがあるのですが，ここまではっきりした所見ではありませんね．この左右差は，**血栓**をまずは考えなければなりません．

S：dural AVFと関係があるのでしょうか？

D：はい．**動静脈瘻（AVF）の病変の近傍にある静脈や静脈洞に，血栓を認めることがしばしばあります**．それが，成因のひとつではないかといわれています．

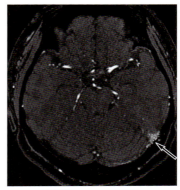

図2-B 症例2 MRA元画像

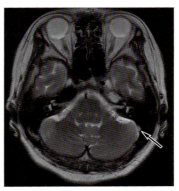

図2-C 症例2 T2強調像

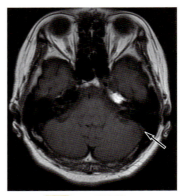

図2-D 症例2 T1強調像

R：他に，どんな所見を認めることがあるのでしょうか？

D：そうですね．**AVF近傍の脳実質に，T2強調像やFLAIR像で異常信号を認めることがあって，これはシャント血流や静脈のうっ滞などをみていると考えられます．**いわゆる，**静脈性浮腫**と呼ばれる病態です．また，**皮質下に出血を呈することもあります．**

R：dural AVFの治療は，どうするのでしょうか？

D：塞栓物質（onyx™）を用いた血管塞栓術が選択されることが多いです．そのため，feederやdrainerの評価も重要なのですが，AVMと比較して，**dural AVFではfeederやdrainerが細い**ため，**CT angiography（CTA）**の方が評価しやすいことが多いですね．

R：わかりました．しっかり勉強します！

症例2のPoint

- 左S状静脈洞およびその周囲にMRA高信号
- 近傍には対側と比べてT1強調像・T2強調像で軽度高信号

用語解説

脳血管における静脈性浮腫

皮質静脈や静脈洞の血栓や腫瘍による閉塞・狭窄により静脈還流障害が生じ，静脈還流域に一致した脳実質に浮腫やうっ血，出血などを生じ，しばしば静脈性梗塞に進行する．動脈性の還流障害と比較すると，境界明瞭なくさび状の形態をとることが多く，拡散障害に乏しいことも特徴のひとつである．なお，静脈性浮腫に合併した皮質下出血はcashew nuts signと呼ばれる勾玉状の形態をとる．

用語解説

CT angiography（CTA）

ヨード造影剤を使用して血管を詳細に描出する検査法．脳血管においては，脳動脈瘤の術前検査や血管奇形の評価に有用であり，頭部〜頸部という広範囲の撮像を一度にでき，MRIが苦手としている頭蓋底付近の血管描出にも優れており，骨サブトラクションを利用することで骨内の血管も評価できる．CT perfusionを用いることで，急性期脳梗塞の評価をすることもできる．

症例2の最終診断 硬膜動静脈瘻（dural arteriovenous fistula；dural AVF）

3）左大脳半球の血流上昇──ASLを使いこなす

症例3　70代，男性．痙攣．

🧑‍⚕️ 研修医R：痙攣で救急搬された70代，男性の症例です（図3）．

👨‍⚕️ 専攻医S：どれどれ……，どのような所見があると思いましたか？

🧑‍⚕️ R：特に異常はないと思いました．

👨‍⚕️ 診断専門医D：いやいや，ちゃんと異常所見はありますよ．MRAからみてみましょう（図3-A）．

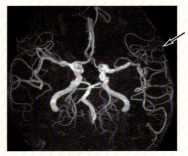

図3-A　症例3　MRA

🧑‍⚕️ R：うーん…，**右椎骨動脈が細い**のですが，これは低形成でしょうか？

👨‍⚕️ D：そうですね，他に，左右差で気になったところはないですか？

🧑‍⚕️ R：いやー，特に……．

👨‍⚕️ S：**左MCA末梢の描出が対側と比べると明瞭にみえますね**（図3-A；→）．

👨‍⚕️ D：そのとおりです．そのような目線で，次にFLAIR像をみてみましょうか（図3-B）．

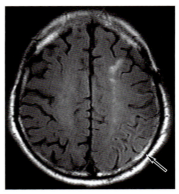

図3-B　症例3　FLAIR像

🧑‍⚕️ R：うーん…，**左頭頂葉で皮質に沿って淡い高信号**があるのでしょうか（図3-B；→）？

👨‍⚕️ D：いいですね．あと，ASLはどうでしょうか（図3-C）？

🧑‍⚕️ R：左大脳半球に色がついています（図3-C；→）．ところで，ASLって何なのでしょうか？

👨‍⚕️ D：S先生，説明できますか？

👨‍⚕️ S：えーと，血管造影みたいな原理で脳血流量（CBF）を測定する方法ですよね？

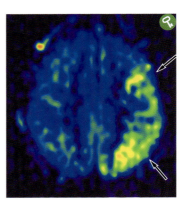

図3-C　症例3　ASL

D：おおよその理解としては，合ってます．**arterial spin labeling（ASL）は造影剤なしで脳血流を測定する手法で，頸部動脈にラジオ波を与えて血液の磁化を変化させて，その血液が脳内に分布した信号変化を測定するもの**ですね（▶Check）．

R：ということは，この症例3では**左大脳半球の血流上昇**で合っていますか？

D：そう解釈するのがよいと思います．ただし，ASLの欠点として，**post labeling delay（PLD）** の設定次第で，血流上昇と血流低下が逆転してみえることがあります．

用語解説

post labeling delay（PLD）
ASL法における血液の磁気標識後から画像取得までの待機時間．イメージとしては造影剤を入れてから撮像を開始するまでの待ち時間．PLDを適切に設定することで，標識された血液が脳組織に到達し，より正確な脳血流量の測定が可能になる．一般的に2000msec前後が推奨されているが，年齢や病態によっては至適なPLDに変更する必要がある．

Check

ASL（arterial spin labeling）の原理

- 非造影で脳血流を非侵襲的に評価できるMRI技術．動脈血を内因性トレーサーとして利用し，画像化します．
- 脳梗塞，脳腫瘍，脳炎症症など様々な疾患の診断に有用で，脳血流量などの脳循環指標の定量化も可能です．
- 従来のCT灌流画像と異なり，放射線被ばくがなく，繰り返し検査が可能であるため，小児への適応もあります．
- MRA技術としても利用でき，脳血管疾患の評価に役立ちます．

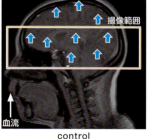
control

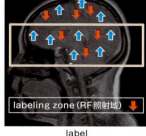
label

2つの画像を引き算

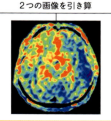

S：それは聞いたことがあるのですが，どのような原理でしょうか？

D：図4 参考症例1 では，右内頸動脈狭窄ですが，標識された血液が流れてしまったため，左大脳半球の血流が相対的に低くみえてしまっています．

R：なるほど，わかりました．それで，この症例の病態は何なのでしょうか？

D：そうでした．この症例は，**痙攣後脳症**と考えるのがよいと思います．その際に**痙攣の原因となりうる所見**，**海馬硬化症や皮質形成異常，脳腫瘍などの評価**も合わせてするとよいでしょう．

R：痙攣後脳症では患側の血流が上昇するということですね？

D：いえ，常にそういうわけではありません．**痙攣後脳症は発作後（数時間〜長くて数日）は血流上昇しますが，その後は血流が低下することがありますので，いつ痙攣が起こったのかを把握しておく必要が**ありますね．

S：他にも，ASLが有用な病態はありますか？

D：そうですね．**脳卒中**ではもちろん有用ですが，それ以外ですと，例えば**posterior reversible encephalopathy syndrome (PRES)** や，**ミトコンドリア脳症 (MELAS)**，脳炎脳症の活動性の評価，あとは，**血管芽腫などの多血性腫瘍の検出や病態評価**にも有用なことがあります（図5 参考症例2 ）．

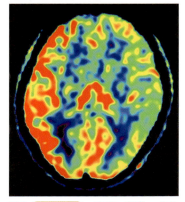

図4 参考症例1　60代，男性　右内頸動脈狭窄

A　造影T1強調像

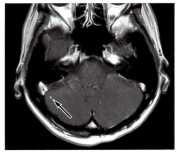

B　ASL

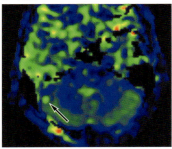

図5 参考症例2　40代，男性　血管芽腫

A：右小脳半球にごく小さな造影結節を認める（→）．
B：ASLでは同病変の血流上昇が明瞭であり（→），容易に検出できる．

S：わかりました．そのような病態の時に撮像してもらうようにします．

> **症例3のPoint**
> - MRAで左MCA末梢が対側より明瞭
> - FLAIR像で皮質に沿った淡い高信号
> - ASLで左大脳半球に血流上昇

症例3の最終診断 痙攣後脳症
(postictal encephalopathy)

用語解説

ミトコンドリア脳症
ミトコンドリアDNAの変異による遺伝性疾患群．
代表的な病型にMELAS (mitochondrial encephalomyopathy, lactic acidosis, and stroke-like episodes) がある．MELASでは脳卒中様発作，乳酸アシドーシス，筋力低下などが特徴的であり，脳卒中様発作は神経興奮性の亢進が発症に関与しており，ASLで発作部位の早期発見に寄与できることもある．

Lesson 9-3

ふりかえりチェックシート

→答えは本ページ下

① 脳動静脈奇形（AVM）は血流が非常に［　　］ため，病変はflow voidとなる． → 症例1
② 硬膜動静脈瘻（dural AVF）では［　　］やdrainerが細いため，［　　］の方が評価が容易なことがある． → 症例2
③ ASLは［　　］を使用せずに［　　］を評価する手法．頸部動脈に［　　］を与えて血液の磁化を変化させ，その血液が脳内に分布した信号変化を測定する． → 症例3

参考文献

1) Hadizadeh DR, et al: Cerebral arteriovenous malformation: Spetzler-Martin classification at subsecond-temporal-resolution four-dimensional MR angiography compared with that at DSA. Radiology 246: 205-213, 2008.

執筆／原田太以佑

① 速い，② feeder，③ 造影剤／CTA，脳血流，ラジオ波

第**10**章

病変の分布

Lesson 10-1

病変の分布を押さえる

Point
- U-fiberが発症早期には保たれやすい疾患，U-fiberが早期から侵される疾患を覚えよう．
- Guillain-Mollaret三角：中脳赤核・延髄下オリーブ核・対側小脳歯状核．
- 側頭極のT2強調像/FLAIR高信号病変を伴いやすい疾患を覚えよう．
- 代表的な神経回路を覚えよう．

1) U-fiberがどのように侵されているか？

症例1 50代，女性．生体肝移植の既往あり．突然転倒，全身強直性痙攣．

診断専門医D：50代，女性，生体肝移植の既往があります．ある日，ぼーっとなり，両眼が左に偏位していました．その後，突然後ろ向きに倒れ，1～2分間の全身強直性痙攣があり，救急搬送されました．入院時に撮像された頭部MRIで白質の異常を指摘され，その後も拡大しました．提示するのは，入院から約2週間後の頭部MRIです（図1-A～F）．

症例1

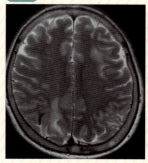
図1-A　T2強調像

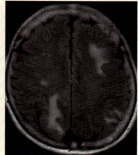
図1-B　FLAIR像

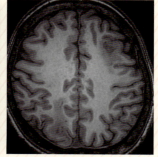
図1-C　T1強調像

研修医R：**両側大脳白質にT2強調像・FLAIR像で高信号域が多巣性に認められます**（図1-A，B）．う～ん，全くわかりません．でも，普段のMRIでみる加齢性変化・慢性虚血性変化を疑う非特

症例1

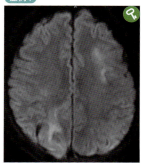
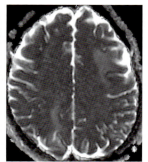
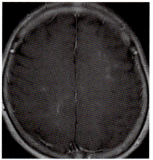

図1-D 拡散強調像
(b = 1000s/mm²)

図1-E ADC map

図1-F 造影T1強調像

異的な高信号とは，何か違う気がします．病歴を考えると，**痙攣後脳症**ですか？

専攻医S：典型的な痙攣後脳症は皮質が腫脹するし，あまり病変が飛び飛びにはならないと思います．**痙攣重積型（二相性）急性脳症**の場合は**U-fiber**も侵されるけど，小児ではないから違いそうですね．

D：R先生，「普段の非特異的な高信号とは何か違う」のは，どんなところだと思いますか？

R：う～～～ん，なんとなくです…．あと，経過・症状が全然違います．

D：はい，**経過と症状はいつでも重要**です．MRI所見という意味ではどうでしょう？ 実は，もうS先生がヒントをくれています．

R：え，いつの間に!? もしかしてU-fiberですか？

S：お，いいですね！ 早期にはU-fiberが保たれやすい疾患，早期からU-fiberも侵

用語解説
痙攣重積型（二相性）急性脳症（acute encephalopathy with biphasic seizures and late reduced diffusion；AESD）

小児の感染に伴う急性脳症のうち，日本では最も頻度の高い型．感染症を契機に発症し，二相性の痙攣と意識障害を特徴とする．発熱当日または翌日の痙攣，3～7病日の痙攣の後，3～14病日に特徴的な皮質下白質の拡散制限（bright tree appearance）を呈する．中心溝周囲はしばしば保たれる．神経学的後遺症が残ることが多い．

用語解説
U-fiber（弓状線維）

大脳白質の表層にあり，隣接する脳回を連絡する短い神経線維．MRIで特徴的なU字型の形状を示す．

Check①

U-fiberの所見に関連する疾患

早期にはU-fiberが保たれやすい疾患*
- 慢性虚血性変化
- CADASIL
- HIV脳症
- 多くの中毒性白質脳症（ヘロイン中毒，放射線性障害，化学療法関連脳症など）
- 多くの白質ジストロフィー（X連鎖性副腎白質ジストロフィー，異染性白質ジストロフィー，Krabbe病など）
- 多くの先天性代謝性疾患（フェニルケトン尿症，メープルシロップ尿症，Lowe症候群など）

U-fiberを早期から侵しやすい疾患
- posterior reversible encephalopathy syndrome（PRES）
- 多発性硬化症（MS）
- 進行性多巣性白質脳症（PML）
- 急性散在性脳脊髄炎（ADEM）
- 痙攣重積型（二相性）急性脳症（AESD）
- Alexander病
- Canavan病
- vanishing white matter disease
- MELAS
- Kearns–Sayre症候群
- 慢性進行性外眼筋麻痺（CPEO）
- L2-hydroxyglutaric aciduria
- ガラクトース血症
- 神経核内封入体病（NIID）
- 低髄鞘化（Pelizaeus–Merzbacher病など）
- 脳アミロイドアンギオパチー関連炎症（CAA-RI）
- アミロイド関連画像異常-E（ARIA-E）

*（上段）これらの疾患でも進行するとU-fiberに異常が及ぶことが多いです．

ADEM：acute disseminated encephalomyelitis, AESD：acute encephalopathy with biphasic seizures and late reduced diffusion, ARIA-E：amyloid-related imaging abnormalities-edema, CAA-RI：cerebral amyloid angiopathy-related inflammation, CADASIL：cerebral autosomal dominant arteriopathy with subcortical infarcts and leukoencephalopathy, CPEO：chronic progressive external ophthalmoplegia, HIV：human immunodeficiency virus, MELAS：mitochondrial encephalomyopathy, lactic acidosis, and stroke-like episodes, MS：multiple sclerosis, NIID：neuronal intranuclear inclusion disease, PML：progressive multifocal leukoencephalopathy

---

しやすい疾患は覚えておくと良いですよ（▶Check①）．

D：S先生，ありがとうございます．先生はもうおわかりのようですね．

S：**異常信号の辺縁優位に拡散強調像で高信号**があり，**淡い造影増強効果**も認められます（図1-D, E参照）．生体肝移植後なので，免

疫抑制治療に関連した**進行性多巣性白質脳症（progressive multifocal leukoencephalopathy；PML）**を考えます．

D：お見事．JCウイルスの髄液PCR検査結果は166copy/mLと陽性であり，PMLの確定診断となりました．PMLは，**JCウイルスが脳のoligodendrocyte内で増殖して，多巣性の脱髄巣を形成する感染性脱髄性疾患**です．多くの場合，患者にHIV/AIDS，血液疾患，自己免疫性疾患，薬剤性（特に多発性硬化症に対するナタリズマブ，フィンゴリモド），臓器移植後などの背景があります．古典的なPMLは，造影増強効果を示さないことも多いです．

S：T2強調像をよくみると，ところどころに**点状・結節状に強い高信号域**があって（図1-A；▶），**T1強調像では同部の低信号**も目立っています（図1-C）．脱髄の強い領域と考えられ，PMLを支持する所見だと思います．

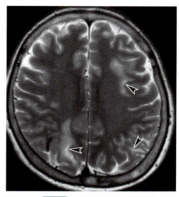

図1-A 症例1 T2強調像（再掲）

症例1のPoint
- 大脳白質にMRIで多巣性の異常信号
- 淡い造影増強効果

症例1の最終診断 **進行性多巣性白質脳症（progressive multifocal leukoencephalopathy；PML）**

COLUMN

PMLに関連したMRIのサイン

- **milky way sign**：病変部にT2強調像で小さな円形病変が集簇した様子を天の川に見立てたサイン．
- **shrimp sign**：小脳歯状核をスペアし中小脳脚を侵すPMLの形態をエビに見立てたサイン．
- **barbell sign**：細い脳梁膨大部を介して両側頭頂葉～後頭葉に及ぶPMLの形態をバーベルに見立てたサイン．

2) Guillain-Mollaretの三角で障害が起こると……？

> 症例2　20代，男性．数か月前からの動作緩慢，歩行不安定．

🧑‍⚕️ **診断専門医D**：20代，男性，数か月前からの動作緩慢，歩行不安定があります．MRIの所見（図2）はいかがでしょうか？

症例2

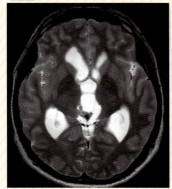

図2-A　T2強調像　　　　　図2-B　T2強調像

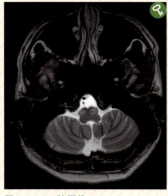

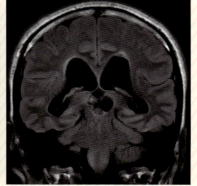

図2-C　T2強調像　　　　　図2-D　FLAIR冠状断像

👦 **研修医R**：**脳室が大きい**ので**水頭症**だと思います．

🧑‍⚕️ **D**：水頭症になっているのは間違いありません．**FLAIR像で脳室周囲に高信号域**がみられますよね（図2-D）．**若年成人**ですので，periventricular capというより，比較的早い経過の水頭症による変化を考えたいですね．

症例2

図2-E　T2強調矢状断像

図2-F　T2強調像

図2-G　T2強調像

図2-H　T2強調像

両側上小脳脚

図2-I　T2強調矢状断像

両側小脳歯状核

図2-J　FLAIR冠状断像

両側小脳歯状核

図2-K　T2強調像

延髄下オリーブ核

図2-L　FLAIR冠状断像

延髄下オリーブ核

図2-M　T2強調像

図2-N　拡散強調像

図2-O　造影T1強調像

第10章

233

専攻医 S：**延髄の両側下オリーブ核の腫大**があります（図2-K，L）！

R：きたー．何ですかそれは？

S：**Guillain-Mollaret（ギラン・モラレ）の三角**という**中脳の赤核・下オリーブ核・対側の小脳歯状核との間の線維連絡**があって（図3 参考画像），この経路のどこかが障害されると下オリーブ核の腫大が起こります（図4 参考症例）．両側下オリーブ核の腫大があるということは，両側のGuillain-Mollaret三角が障害されている可能性があります．

D：そのとおりです．S先生，この症例では，何が両側のGuillain-Mollaret三角の障害を来したか，わかりますか？ さらに，詳細がわかりやすいように少し拡大した画像を提示します（図2-E〜L）．

S：はい，**松果体部腫瘍が両側の上小脳脚・小脳歯状核に進展したため**だと思います．

D：正解です．

R：ええー，どこに腫瘍が!?

S：松果体に細かい囊胞成分をもつ，造影増強効果を示す腫瘤がありますよね．よくみると，側脳室沿いにもT2強調像（図2-M）・拡散強調像（図2-N）で高信号で造影増強効果（図2-O）を示す，播種らしき領域が

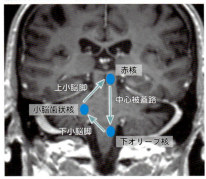

図3 参考画像　健常例：Guillain–Mollaret triangle（ギラン・モラレの三角）

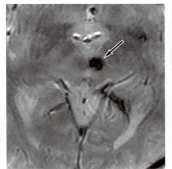
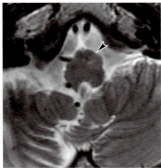

図4 参考症例
赤核（A；→）の海綿状血管奇形に関連した同側の下オリーブ核腫大（B；▶）

あります(→)．T2強調像では中脳水道周囲にも異常な高信号があって(図2-F, G；→)，腫瘍の浸潤と考えられますよね．

D：はい，この症例は**松果体部の胚腫(germinoma)**で，S先生が見抜いてくれたように，**両側の上小脳脚・小脳歯状核への進展によってGuillain-Mollaret三角が障害**され，それが両側の下オリーブ核腫大と水頭症の原因になっていました．

症例2のPoint
- 水頭症
- Guillain-Mollaret三角の障害
- 延髄の両側下オリーブ核の腫大

症例2の最終診断 松果体部のgerminomaの両側上小脳脚・小脳歯状核浸潤に伴う両側下オリーブ核腫大

3) 出血の分布と側頭極病変を考える

症例3 50代前半，女性．1年半前に脳梗塞を発症し，右片麻痺．

診断専門医D：50代前半，女性，1年半前に脳梗塞を発症し，右片麻痺があります．微小出血が多く，経過観察中です．MRI(図3)の所見はいかがでしょうか？

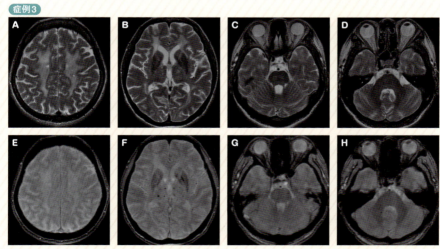

図3-A～D　T2強調像
図3-E～H　T2*強調像

研修医R：**両側の大脳白質にT2強調像で高信号域**が広がっています（図3-A〜D）．ところどころに強い高信号の病変があって，梗塞後のようにみえます．あと，いろいろなところに出血痕を示す，T2*強調像で低信号域がありますね（図3-E〜H）．

D：はい．ざっくりと全体像をみてくれましたが，次は**分布**に注目してみましょうか．

R：大脳のU-fiberは保たれてますね．

専攻医S：……．

R：ええ，S先生，無反応!? まあいいや．どうやら診断完了のようですね．D先生，次の症例お願いします．

S：ちょっと待ってください．

D：次の症例に挑む意欲はすばらしいですが，もう少しこの症例で読み取るべきことがありますね．例えば，**出血の分布**はどう考えますか？

R：う〜ん，**両側視床に多数，あと橋底部左側，両側小脳歯状核**にもみられます．脳アミロイドアンギオパチーのような皮質下主体の分布ではなさそうです．

D：そうですね，視床・基底核・橋・小脳は**高血圧性や脳小血管病**でみられやすい微小出血の分布です．ちなみに大脳白質のT2強調像での高信号ですが，いくつか特徴的な領域にもみられるので，指摘しておきましょう．S先生，いかがですか？

S：はい，**側頭極・外包**などは重要な部位だと思います．

D：ありがとうございます．FLAIR冠状断像でわかりやすいので，確認しておきましょう（図3-I；→）．

R：うわ，全然意識してなかった．

D：ちなみに，**両側側頭極のT2強調像/FLAIR高信号の鑑別**は頭に入っていますか？

R：S先生，頭に入っていますか？

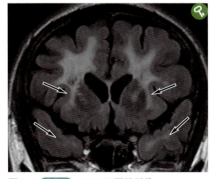

図3-I　症例3　FLAIR冠状断像
→：側頭極・外包

> **Check②**
>
> ### 両側側頭極にT2強調像 / FLAIR像で高信号を呈する疾患*
>
> - CADASIL
> - CARASIL
> - 神経梅毒
> - 筋強直性ジストロフィー
> - ALS-D
> - 前頭側頭型認知症
>
> *側頭葉皮質が保たれやすい疾患に限ります．
>
> ALS-D：amyotrophic lateral sclerosis with dementia, CADASIL：cerebral autosomal dominant arteriopathy with subcortical infarcts and leukoencephalopathy, CARASIL：cerebral autosomal recessive arteriopathy with subcortical infarcts and leukoencephalopathy

S：コラ！ …まあいいや．はいどうぞ，ちゃんと覚えておいてね（▶Check②）．

R：おお，いつもながら感服いたしました．この中に答えがあるわけですね？

D：追加情報を出すと，母，兄にも脳梗塞の家族歴があります．

R：ということは，**常染色体顕性（優性）遺伝の疾患**なんですね．**筋強直性ジストロフィー**にしては筋萎縮が目立たないし，**CADASIL**ですか？

D：はい，正解です．**多発陳旧性脳梗塞**と**多発微小出血**はどちらも日常臨床で遭遇しやすい病態ですが，"よくあるやつ"と流さずに，その中に潜む遺伝性の病態を見抜くことは，患者さんにも家族にもとても大事なことです．ただしピットフォールのひとつとして，CADASILの中でも，例えば日本や韓国でみられる*R75P*変異に関連するものでは，側頭極病変が出づらいことがあるので，「CADASILに必ず側頭極病変がある」と思い込むのは危険ですね．

症例3のPoint
- 視床・橋・小脳に微小出血あり
- 両側側頭極・外包にT2強調像/FLAIR像で高信号

症例3の最終診断 CADASIL

4）"いつもと違う"異常所見に気づけるか

> 症例4　50代，男性．とある疾患で経過観察中．

🧑‍⚕️ **診断専門医D**：50代，男性，既に，とある疾患の診断がついています．R先生，MRI（図4）の所見はいかがですか？

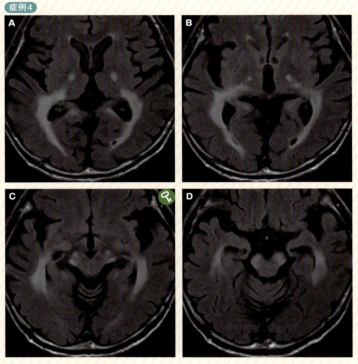

図4-A〜D　FLAIR像

🧑‍⚕️ **研修医R**：両側側脳室後角周囲と，両側大脳脚と，これは内包後脚（？）にFLAIR像で高信号を認めます（図4-A〜D）．**よくみる大脳白質のFLAIR高信号よりは目立っている**印象です．

🧑‍⚕️ **D**："**いつもと違う**"という違和感を表現できることは大事ですね．この症例では，**異常信号の分布が非常に重要**なので，もう少し詳しくみていきましょう．

🧑‍⚕️ **専攻医S**：R先生，これをみて（図4-E〜G）．

🧑‍⚕️ **R**：すごい，解剖が一目瞭然．外側膝状体，内側膝状体，視放線，

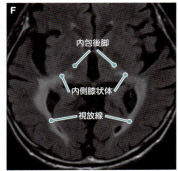

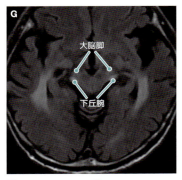

図4-E〜G　FLAIR像

下丘腕……指摘してなかった構造がこんなに！

S：この症例では3つの神経回路（▶Check③）に異常信号があるんだけど，わかる？

R：内包後脚が錐体路の一部ということは知っていますが，他に2つあるってことですか？

S：そうですね．他に，視覚路と聴覚路の異常があるよ．

D：S先生，さすがですね．そのとおり，この症例では，**錐体路・視覚路・聴覚路の3つの神経回路に沿った異常信号**が描出されています．診断はいかがでしょう？

R：全くわかりませんが，分布がkeyなんですね．

S：**聴覚路に沿った異常信号，両側側脳室後角周囲に目立つFLAIR高信号**があるので，まずは**副腎白質ジストロフィー（adre-**

Check③

3つの神経回路

- **錐体路（皮質脊髄路）**：一次運動野→放線冠→内包後脚→（中脳）大脳脚→（延髄）錐体→（※錐体交叉）→側索・前索→脊髄前角
  ※錐体交叉では80％が交叉して体側の側索，10％が交叉せず同側の側索，10％が交叉せず同側の前索を通る．
- **視覚路**：眼球（網膜）→視神経→視神経交叉→視索→外側膝状体→視放線→視覚野
- **聴覚路**：蝸牛→蝸牛神経核→上オリーブ核群→外側毛帯→下丘→下丘腕→内側膝状体→聴放線→聴覚野

本症例では，これら神経回路に沿った異常信号がみられます．

noleukodystrophy；ALD）を考えます．

D：正解です．ALDは，**副腎不全と中枢神経系の脱髄を主体とするX連鎖性遺伝性疾患**です．錐体路を侵しやすい疾患は様々知られていますが，聴覚路を侵す疾患となると一気に鑑別が絞り込めるので，しっかり頭に入れておきましょう．

> **症例4のPoint**
> ● 錐体路・視覚路・聴覚路の3つの神経回路に沿った異常信号

症例4の最終診断 副腎白質ジストロフィー（adrenoleukodystrophy；ALD）

Lesson 10-1

ふりかえりチェックシート

→答えは本ページ下

① 早期からU-fiberを侵しやすいJCウイルスによる感染性脱髄性疾患として[　　　　　]がある．→ 症例1
② Guillain-Mollaretの三角という中脳の[　　　]・[　　　]・対側の小脳歯状核との間の連絡通路が障害されると[　　　]の腫大が起こる．→ 症例2
③ CADASILは，両側[　　　]のT2強調画像/FLAIR像で高信号を示す遺伝疾患としてあげられる．→ 症例3
④ [　　　]・[　　　]・[　　　]の3つの神経回路に沿った異常信号を示す疾患としてALDがあげられる．→ 症例4

執筆／黒川 遼

索引

ページ番号の緑字は用語解説，橙字はCheck，太字は症例掲載ページを示す．

【欧文】

A

acute cerebral infarction, red clot ― **82**, **83**
acute cerebral infarction, white thrombus
　―――――――――――――― **84**, **85**
acute encephalopathy with biphasic
　seizures and late reduced diffusion
　(AESD) ―――――――――――― 229, 230
acute epidural hematoma ――――――― **50**
acute hydrocephalus due to hemorrhage
　in the left thalamus ――――――― **60**, **61**
acute lacunar infarction of perforator
　branches from the anterior choroidal
　artery ――――――――――――― **75**, **77**
acute phase of carbon monoxide
　poisoning ―――――― **197**, **198**, **199**
ADC(見かけの拡散係数) ―――――――― 73
ADEM(急性散在性脳脊髄炎) ―――――― 230
adrenoleukodystrophy(ALD) ―― **238**, **239**
air embolism ――――――――――― **96**, **97**
AIUEOTIPS ―――――――――― 192, 202
alcohol ―――――――――――――― 192
Alexander病 ―――――――――――― 230
amyotrophic lateral sclerosis(ALS) ― 105
amyotrophic lateral sclerosis with
　dementia(ALS-D) ―――――――――― 237
ANCA ―――――――――――――――― 22
anorexia nervosa ――――――――――― 18
anterior choroidal artery(AchoA) ―――― 77
anti-NMDA receptor encephalitis ――― **33**
ARIA-E(アミロイド関連画像異常-E) ――― 230
arterial spin labeling(ASL) ―――――― 223
astrocytoma
　―――――――――― 31, **121**, **122**, **123**
atlantoaxial subluxation ――――― **186**, **187**
AVMのSpetzler-Martin分類 ――――― 220, 224

B

barbell sign ―――――――――――― 231
Basedow病 ――――――――――――― 18
basi-parallel anatomical scanning(BPAS)
　―――――――――――――――――― 216
blooming effect ――――――――――― 96
bright tongue sign ―――――――――― 105

C

CAA-RI(脳アミロイドアンギオパチー関連炎
　症) ――――――――――――――― 230
CADASIL(cerebral autosomal dominant
　arteriopathy with subcortical infarcts
　and leukoencephalopathy)
　―――――――――― 230, **235**, **236**
Canavan病 ―――――――――――― 230
caput medusae sign ――――――――― 94
cardioembolic cerebral infarction
　―――――――――――― **72**, **73**, **74**
CAR-T療法[chimeric antigen receptor
　T-cell therapy(キメラ抗原受容体T細胞療
　法)] ―――――――――――――― 14, 24
CARASIL(cerebral autosomal recessive
　arteriopathy with subcortical infarcts
　and leukoencephalopathy) ――――― 237
carcinomatous meningitis ― **150**, **151**, 154
carotid-cavernous fistula(CCF)
　――――――――――― 18, **173**, **174**, 174
CASH(cavernous angioma with
　symptomatic hemorrhage) lesion ― 95
cavernous hemangioma/cavernous
　vascular malformation ――――― 31, **67**, **68**
cerebral arteriovenous malformation
　(AVM) ――――― **63**, **64**, 64, **218**, **219**, **220**
cerebral contusion ――――――――― **62**
cerebral venous sinus thrombosis ― **68**, **69**
cerebrospinal fluid hypovolemia(CSFH)
　―――――――――――――――― **162**
chemical shift artifact ――――――― 103
Chiari奇形Ⅰ型 ―――――――――――― 24
chondrosarcoma ――――――― 23, **183**, **184**
chronic cerebral infarction ―――――― **28**
contrecoup injury ――――――――――― 62
cortical ribbon ―――――――――――― 51
cortical ribbon sign ――――――――― 111
coup injury ―――――――――――――― 62
CPEO(慢性進行性外眼筋麻痺) ――――― 230
cranial base osteomyelitis ―――― **185**, **186**
craniopharyngioma ―――――――― **146**, **147**
Creutzfeldt-Jakob病(CJD)
　―――――――――― 107, 111, 192, 196
crowned dens syndrome ――――― **188**, **189**
CSF cleft sign ―――――――――― 129, 130

241

CT angiography(CTA) ———————— 222
cytokine release syndrome ——— **14**, 15, 24

D

dermoid cyst ———————————— 104
developmental venous anomaly(DVA)
———————————————————— 94
diffuse axonal damage — **34**, **35**, **36**, 37, 63
diffuse midline glioma ———————— **124**, **125**
diffuse skull metastasis of breast cancer
———————————————————— **176**
disseminated intravascular coagulation
(DIC) ——————————————— 79
Do DON'T ——————————— 192, 202
drainer ——————————————— 218
dura-arachnoid(DA)パターン
——————— 109, 150, 152, 151, 157
dural arteriovenous fistula(dural AVF)
——————————— 15, 48, **220**, **221**
dural tail sign ——————— 129, 130, 165, 180
DVAを合併した静脈性血管奇形(venous
malformation+developmental venous
anomaly) ———————————— **92**, **93**, **94**

E

early CT sign —————————— 72, 74
electrolytes ——————————————— 192
encephalitis/encephalopathy ————— 192
endocrinopathy ——————————— 192
eosinophilic granulomatosis with
polyangiitis(EGPA) ———— 79, 152, 158
epidermoid cyst ————————————— 104
epidural hematoma ——————— **51**, 68, 69
epipharyngeal cancer — 141, **182**, **183**, 185
extra-axial tumor — 129, 130, 131, 132, 134

F

facial schwannoma ——————— **180**, **181**
feeder ————————————————— 218
flow void ———————— 131, 134, 218
frontotemporal dementia(FTD)
——————————— 29, 29, 237
fungal sinusitis ——————— **171**, **172**

G

germinoma ——————— 22, **142**, **143**, 235
giant cell arteritis ——————— **177**, **178**
glioblastoma —— **28**, 28, 114, **118**, **119**, **120**
gliomatosis cerebriパターンを伴う膠芽腫
——————————— **126**, **127**
granulomatosis with polyangiitis(GPA)
——————— 152, 158, **160**, **161**

Grinker's myelinopathy ——————— 199
Guillain-Mollaret triangle(Guillain-Mollaret
三角) ———————————— 232, 234

H

Hashimoto's encephalopathy —— **107**, **108**
hepatic encephalopathy —— **99**, **100**, **101**
HIV脳症 ——————————————— 230
HHV6によるウイルス性辺縁系脳炎(HHV-6-
induced viral limbic encephalitis)
——————————— **193**, **194**
hyperostosis ——————— 16, 129, 133
hypoglycemic encephalopathy
——————————— **29**, 29, 111

I

IgG4関連疾患(IgG4 related disease:
IgG4RD) ——————— **23**, **157**, **159**
infection ——————————— 114, 192
insulin ———————————————— 192
ivy sign ——————————— 84, 164

J

Jacobsen症候群 ——————————— **17**

K

Kearns-Sayre症候群 ————————— 230
Krabbe病 ———————————————— 230

L

L2-hydroxyglutaric aciduria ————— 230
lacunar infarction ——— 39, 73, 75, **86**, **88**
Langerhans細胞組織球症 —— 143, 152, 158
lobar hemorrhage ———————————— 63
Loeys-Dietz症候群 ——————— 210, **211**
Lowe症候群 ———————————————— 230

M

macroadenoma ————————————— 139
Marfan症候群による脳血管の蛇行
——————————— **209**, **210**
MCA hyperdense sign ————————— 73
MELAS(ミトコンドリア脳筋症,乳酸アシドー
シス,脳卒中様発作) —— 111, 196, 225, 230
— による脳卒中発作(stroke-like episodes
due to MELAS) ——————— **195**
meningeal metastasis of thyroid cancer
——————————— **134**, **135**
meningioma ——————— 93, **129**, **130**, 180
meningitis ——————————————— **32**
microadenoma ————————————— 139
microadenoma of the pituitary gland
——————————— **139**, **140**

milky way sign —— 231
MOG抗体関連疾患（MOGAD）—— 196
moyamoya disease
—— 64, **164**, **165**, **212**, **213**, **214**
MPO-ANCA関連血管炎に関連した肥厚性硬膜
炎 —— 22
MR angiography（MRA）—— 206
MR cisternography —— 214, 216
MR venography（MRV）—— **69**
multiple sclerosis（MS）—— 38, **39**

N

neurosarcoidosis —— **155**, **156**
nidus —— 219
NIID（神経核内封体病）—— 230
non-functional pituitary adenomaまたは
PitNET —— **137**

O

O₂ —— 192
overdose —— 192

P

parotid gland metastasis of renal cell
carcinoma —— **170**
periventricular anastomosis（PVA）—— 213
pia-subarachnoid（PS）パターン
—— 109, 150, 153, 164
pituitary apoplexy —— **144**, **145**
pituitary neuroendocrine tumor（PitNET）
—— 138
popcorn-like appearance —— 67
post labeling delay（PLD）—— 224
posterior reversible encephalopathy
syndrome（PRES）—— 230, 225
postictal encephalopathy
—— 111, 152, 192, **223**
post-transplant lymphoproliferative
disorder（PTLD）—— 194
progressive multifocal leukoencephalo-
pathy（PML）—— **228**, **229**, **231**
pseudonormalization —— 80
psychogenic —— 192
punched-out lesion —— **14**
putaminal hemorrhage —— **44**, **45**

R

Rathke's pouch cyst —— 138, **141**
rheumatoid meningitis —— 152, 158, **165**, **166**
Rosai-Dorfman病 —— 132, 152
ruptured dermoid cyst —— **102**, **103**

S

seizure —— 192
septic embolism from infective
endocarditis —— **65**
shock —— 192
shrimp sign —— 231
solitary fibrous tumor（SFT）—— **131**, **132**
sporadic Creutzfeldt-Jakob desease
（CJD）—— **110**
stroke —— 192
subarachnoid hemorrhage
—— **20**, **47**, **48**, **49**, **52**, **58**, **59**, 144
susceptibility vessel sign（SVS）—— 83
Sylvius裂 —— 13, 20, 28, 52, 104, 150
S状静脈洞 —— 68, 133, 220

T

T1緩和 —— 104
T1強調像で高信号 —— 99, 100, 104, 141, 146
T2*強調像 —— 34, 67, 83
T2強調像で低信号 —— 92, 93
temperature —— 192
trauma —— 192
Trousseau syndrome（Trousseau症候群）
—— **78**, **79**, **80**
tuberculous meningitis —— **153**, **154**

U

U-fiber —— 228, 229, 230
umbrella sign —— 94
uremia —— 192

V

vanishing white matter disease —— 230
venous malformation（VM）—— 94
vertebral artery dissection —— 177, **215**, **216**

W

Wernicke's encephalopathy（Wernicke脳
症）—— **201**, **202**, **203**

X

X連鎖性副腎白質ジストロフィー —— 230

Y

yin yang sign —— 131

【和文】

あ

亜急性期脳梗塞 —— **119**
悪性リンパ腫 —— 114, 127, 152, 153, 166
アテローム血栓性脳梗塞 —— 73, 75, 79

アトピー性皮膚炎, T細胞リンパ腫 ——— 15
アミロイド関連画像異常-E(ARIA-E) ——— 230
アルコール ——— 192
アルテプラーゼ(t-PA)投与 ——— 82

い

遺残原始嗅動脈 ——— 209
遺残原始三叉動脈 ——— 208
遺残原始舌下動脈 ——— 209
意識障害 ——— 96, 192
萎縮 ——— 26, 27
移植後リンパ増殖性疾患(PTLD) ——— 194
一酸化炭素中毒(急性期) ——— **197, 198, 199**
異染性白質ジストロフィー ——— 230
遺伝性CJD, *V180I* mutation ——— **111**

お

横静脈洞 ——— 69
横紋筋融解症 ——— 201
陰陽徴候 ——— 131

か

外傷 ——— 27, 62, 192
外側線条体動脈 ——— 213
海綿状血管腫 ——— **30**, 64
海綿状血管腫／海綿状血管奇形 ——— 31, **67, 68**
海綿静脈洞部リンパ腫 ——— 18
化学療法関連脳症 ——— 230
下垂体 ——— 137, 139, 140
下垂体炎 ——— 138, 143
下垂体神経内分泌腫瘍(PitNET) ——— 138
下垂体腺腫 ——— 143, 145
下垂体卒中 ——— **144, 145**
下垂体の解剖 ——— 138
下垂体の微小腺腫 ——— **139, 140**
下垂体・鞍上部の腫瘍 ——— 137
ガラクトース血症 ——— 230
加齢性白質病変 ——— 38, 39, 40, 41
眼窩〜海綿静脈洞 ——— 17
間隙 ——— 23
肝硬変患者における脳のマンガン沈着 ——— **101**
環椎前弓 ——— 187, 189
環軸椎亜脱臼 ——— **186, 187**
癌性髄膜炎 ——— **150, 151**, 154
肝性脳症 ——— **99, 100, 101**
感染症 ——— 27, 114, 192
感染性心内膜炎からの敗血症性塞栓症 ——— **65**
感染性髄膜炎 ——— 152, 166
顔面神経鞘腫 ——— **180, 181**

き

弓状線維 ——— 228, 229, 230

急性期脳梗塞 ——— **118**
急性期脳梗塞, 赤色血栓 ——— **82, 83**
急性期脳梗塞, 白色血栓 ——— **84, 85**
急性硬膜下血腫 ——— **50**
急性散在性脳脊髄炎(ADEM) ——— 230
急性シアン中毒 ——— **200**
巨細胞性動脈炎 ——— **177, 178**
筋萎縮性側索硬化症(ALS) ——— 105
筋強直性ジストロフィー ——— 237

く

空気塞栓(症) ——— **96, 97**
くも膜下血腫 ——— **52**
くも膜下出血 ——— **20, 47, 48, 49, 58, 59**, 144
　— の画像所見の経時変化 ——— 58
　— の原因 ——— 48
くも膜下腔 ——— 13, 20
グロムス腫瘍 ——— 184

け

系統的な読影方法 ——— 12
痙攣後脳症 ——— 111, 152, 192, **223**
痙攣重積型(二相性)急性脳症(AESD)
　——— 229, 230
結核 ——— 21, 114
結核性髄膜炎 ——— **153, 154**
　—(結核腫合併) ——— **154**
血管芽腫 ——— **225**
血管型Ehlers-Danlos症候群 ——— 210
血管腫 ——— 184
血管周囲腔の拡張 ——— **40**
血管性浮腫 ——— 76
血管蛇行 ——— 209
血管肉腫 ——— 15
血管病変 ——— 27
血栓 ——— 221
血栓回収術 ——— 84
血栓溶解療法 ——— 82, 83
ケミカルシフトアーチファクト ——— 178
剣創状強皮症 ——— 15

こ

コイル塞栓後 ——— **49**
抗NMDA受容体脳炎 ——— **33**
膠芽腫 ——— **28**, 28, 114, **118, 119, 120**
抗凝固療法 ——— 83
高血圧 ——— 64
抗血小板療法 ——— 83
抗好中球細胞質抗体(ANCA) ——— 22
好酸球性多発血管炎性肉芽腫症(EGPA)
　——— 79, 152, 158
甲状腺癌の髄膜転移 ——— **134, 135**

後頭骨陥没骨折	**16**
硬膜	21
硬膜下血腫	**50**, 68, 69
硬膜転移	132
硬膜動静脈瘻（dural AVF）	15, 48, **220**, **221**
硬膜肥厚	133, 157, 162
骨内髄膜腫	**135**
骨肥厚／菲薄化	16
骨縫合の異常	16
孤発性Creutzfeldt-Jakob病（sporadic CJD）	
	110

さ

サイトカイン放出症候群	**14**, **15**, 24
再発性多発軟骨炎	**15**
細胞性浮腫	76
サブトラクション画像	141
左右差	60
サルコイドーシス	132, 152, 158
— による水頭症	**21**

し

視覚路	239
自己免疫性疾患	199, 231
視床出血	**45**, 46
視床の出血による急性水頭症	**60**, **61**
視床穿通動脈	213
舌のT1強調像高信号（bright tongue sign）	
	105
歯突起	186, 187
脂肪浸潤	24
脂肪抑制T1強調像	**143**, **146**
斜台〜蝶形骨洞部海綿状血管奇形	**24**
出血性梗塞	80, 145
出血・梗塞	27
柔道耳	15
術後変化	15, 152, 158
腫瘍	27
上咽頭癌	141, **182**, **183**, 185
松果体部の胚腫	235
— の両側上小脳脚・小脳歯状核浸潤に伴う	
両側下オリーブ核腫大	**232**, **233**
上眼静脈血栓症	173
上矢状静脈洞	69
小脳出血	**45**, 46
小脳扁桃の下垂	24
静脈血栓症に伴う静脈性梗塞	**20**
静脈性血管奇形（VM）	94
食道癌の多発脳転移	**41**
ショック	192
真菌性副鼻腔炎	**171**, **172**

神経核内封体病（NIID）	230
神経サルコイドーシス	**155**, **156**
神経鞘腫	130, 132, 184
神経性やせ症	18
神経梅毒	237
神経変性疾患	27
心原性急性期脳梗塞	**72**, **73**, **74**
心原性脳塞栓症	73, 75
進行性多巣性白質脳症（PML）	**228**, **229**, **231**
腎細胞癌の耳下腺転移	**170**
真珠腫性中耳炎	19
浸潤性真菌性副鼻腔炎（アスペルギルス症）	
	19, **23**
真の拡散低下	76

す

錐体路（皮質脊髄路）	45, 239
水頭症	21, 235
髄膜炎	**32**
— （感染性・癌性）	**21**
髄膜腫	93, **129**, **130**, 180
髄膜腫・胚細胞腫	138
髄膜の異常増強像の分布と鑑別疾患	152
髄膜病変	150
スカウトビュー	14

せ

星細胞腫	**31**, **121**, **122**, **123**
正常変異	208, 209
精神疾患	192
正中部	184
赤核の海綿状血管奇形に関連した同側の下	
オリーブ核腫大	**234**
脊索腫	23, **184**
赤色髄	177
石灰化	15, 188
石灰化頸長筋炎	**189**
舌下神経障害	105
舌下神経麻痺	24
全身性結合組織異常症	210
穿通枝	213
先天疾患	27
前頭骨骨折	**17**
前頭側頭型認知症（FTD）	**29**, 29, 237
前脈絡叢動脈（AchoA）	77
— の分枝の急性期ラクナ梗塞	**75**, **77**

そ

造影3D-CT, MIP（最大強度投影）像	49
造影T1強調像	140
造骨性変化	16
咀嚼筋間隙	13, 23

索引

245

た

体温異常	192
大孔狭窄	24
代謝・中毒(性疾患)	27, 32, 199
対称性の異常	102
対称性脳萎縮	29
大動脈解離	83, 210
ダイナミックT1強調像	140
大脳皮質の解剖	52
脱髄・脳炎	27
多発血管炎性肉芽腫症(GPA)	152, 158, 160, 161
多発性硬化症(MS)	38, 39
多発性骨髄腫	14
多発白質病変	38
淡蒼球	22, 45, 99, 198

ち

遅発成人型 Pompe病	105
中脳のCASH lesion	95
聴覚路	239
聴神経鞘腫	180
直撃損傷	62
陳旧性脳梗塞	28
陳旧性ラクナ梗塞	40

つ

椎骨動脈解離	177, 215, 216

て

低 / 高血糖	192
低血糖脳症	29, 29, 111
低酸素血症	192
低髄鞘化	230
転移	23, 114
転移性腫瘍	143, 180
電解質異常	192
てんかん / 痙攣	192

と

頭蓋咽頭腫	146, 147
頭蓋骨	13, 16
頭蓋底	23, 183, 185, 189
頭蓋底骨髄炎	185, 186
頭蓋内圧亢進	24, 154
動静脈	20
頭部単純CTの読影手順	13
動脈狭窄	214
動脈硬化	206, 207

な

内頸動脈海綿静脈洞瘻(CCF)	18, 173, 174, 174

に

内頸動脈狭窄	225
内耳道〜内耳〜中耳	19
ナイダス	219
内分泌疾患	192
内包後脚	75, 239
軟骨肉腫	23, 183, 184
軟骨無形成症	24

に

肉芽腫性疾患	157, 158
乳癌(浸潤性小葉癌)の外眼筋転移	18
乳癌の転移	18
乳癌のびまん性頭蓋骨転移	176
乳突蜂巣	182
― の液貯留	19
尿毒症	192
尿崩症	142

ね

粘稠度	104

の

脳アミロイドアンギオパチー関連炎症(CAA-RI)	230
脳炎 / 脳症	192
脳幹出血	30, 45, 46
脳血管解剖とその支配域	74
脳血管における静脈性浮腫	222
脳溝	47, 52
脳梗塞	105, 111, 114, 120
― の原因	72, 75
― の分布	72
― の治療法適応となる病態と作用機序	83
脳挫傷	62
脳実質外出血	47, 50, 51, 52
脳実質外腫瘍	129, 130, 131, 132, 134
脳実質内出血	44, 46
脳室	21
脳室周囲白質	39
脳室穿破	61
脳出血	54, 56, 57, 60
― のCT所見の経時変化	54
― のMRI所見の経時変化	56, 57
脳静脈洞血栓症	68, 69
脳脊髄液減少症(低髄液圧症候群)(CSFH)	162
脳槽	20
脳槽撮像	214, 216
脳卒中	192
脳動静脈奇形(AVM)	63, 64, 64, 218, 219, 220
脳動脈瘤の好発部位	48

脳ドックのガイドラインにおける深部皮質下白質病変（DSWMH）のGrade分類 ———— 87
脳ドックのガイドラインにおける側脳室周囲病変（PVH）のGrade分類 ———— 87
脳膿瘍 ———— **112, 113**
脳の断面と方向 ———— 66
囊胞を伴った髄膜腫 ———— **132, 133**
膿瘍 ———— 186
脳葉出血 ———— 63

は

胚細胞腫瘍 ———— 22, **142, 143**
梅毒のゴム腫 ———— 132
白内障 ———— **174**
橋本脳症 ———— **107, 108**
播種性血管内凝固症候群（DIC） ———— 79
反衝損傷 ———— 62

ひ

被殻 ———— 92
被殻出血 ———— **44, 45**
皮下脂肪織濃度の異常・左右差 ———— 15
非機能性の下垂体腺腫またはPitNET ———— **137**
鼻腔・副鼻腔 ———— 19
皮質下出血 ———— **45**, 46, 63
― の原因 ———— 64
皮質下多発出血 ———— 65
微小梗塞 ———— 177
微小出血 ———— 63, 67
ビタミンB1欠乏による脳症 ———— 202
皮膚肥厚 ———— 15
皮膚・皮下 ———— 15
びまん性B細胞性リンパ腫に対するCAR-T療法後の頸部cytokine release syndrome ———— **14**
びまん性軸索損傷 ———— **34, 35, 36, 37, 63**
びまん性の骨腫瘍 ———— 177
ピロリン酸カルシウム ———— 188

ふ

フェニルケトン尿症 ———— 230
副腎白質ジストロフィー（ALD） ———— **238, 239**
分水嶺 ———— 73
分泌性髄膜腫 ———— 16

へ

ヘロイン中毒 ———— 230
ペンタゴン ———— 20, 47

ほ

傍咽頭間隙 ———— 23

放射線性障害 ———— 230
ポップコーン様 ———— 67

ま

マイラゲル強膜スポンジ（マイラゲル） ———— 175
慢性虚血性変化 ———— 230
慢性進行性外眼筋麻痺（CPEO） ———— 230

み

見かけの拡散係数（ADC） ———— 73
ミトコンドリア脳症 ———— 226

め

メープルシロップ尿症 ———— 230

も

網膜剥離の術後変化 ———— **175**
もやもや血管 ———— 212
もやもや病 ———— 64, **164, 165, 212, 213, 214**
門脈体循環シャントによるマンガン沈着 – 101

や

薬物中毒 ———— 192, 200

よ

溶骨性変化 ———— 16
腰椎穿刺・髄液検査 ———— 154
翼口蓋窩 ———— 13, 23

ら

ラクナ梗塞 ———— 39, 73, 75, **86, 88**
ラトケ囊胞 ———— 138, **141**

り

リウマチ性髄膜炎 ———— 152, 158, **165, 166**
流出静脈 ———— 218
流入動脈 ———— 218
両側下オリーブ核腫大 ———— **232, 233, 234, 235**
両側側頭極にT2強調像／FLAIR像で高信号 ———— 237
臨床背景 ———— 34
リンパ腫 ———— 120, 125, 132, 143
― に関連した滲出性中耳炎 ———— 19

る

類上皮腫 ———— 180
涙腺や外眼筋の異常 ———— 17
類皮囊胞 ———— 104
類皮囊胞の破裂 ———— **102, 103**
類表皮囊胞 ———— 104

れ

レンズ交換術後 ———— 174

索引

247

Gakken KEYBOOK Beginners
頭部画像診断をもっとわかりやすく

2024 年 10 月 14 日　　初版　第 1 刷発行

著　者	黒川　遼・神田　知紀・原田　太以佑
発行人	小袋　朋子
編集人	木下　和治
発行所	株式会社 Gakken 〒141-8416　東京都品川区西五反田 2-11-8
印刷所・製本所	TOPPAN クロレ 株式会社

●この本に関する各種お問い合わせ先
本の内容については，下記サイトのお問い合わせフォームよりお願いします．
　　https://www.corp-gakken.co.jp/contact/
　在庫については　Tel 03-6431-1234（営業）
　不良品（落丁，乱丁）については　Tel 0570-000577
　　学研業務センター　〒 354-0045 埼玉県入間郡三芳町上富 279-1
　上記以外のお問い合わせは　Tel 0570-056-710（学研グループ総合案内）

©Ryo Kurokawa, Tomonori Kanda, Taisuke Harada　2024　Printed in Japan

本書の無断転載，複製，複写（コピー），翻訳を禁じます．
本書に掲載する著作物の複製権・翻訳権・上映権・譲渡権・公衆送信権（送信可能化権を含む）は
株式会社 Gakken が管理します．
本書を代行業者等の第三者に依頼してスキャンやデジタル化することは，たとえ個人や家庭内の利用で
あっても，著作権法上，認められておりません．

本書に記載されている内容は，出版時の最新情報に基づくとともに，臨床例をもとに正確かつ普遍化す
べく，著者，編者，監修者，編集委員ならびに出版社それぞれが最善の努力をしております．しかし，
本書の記載内容によりトラブルや損害，不測の事故等が生じた場合，著者，編者，監修者，編集委員なら
びに出版社は，その責を負いかねます．
また，本書に記載されている医薬品や機器等の使用にあたっては，常に最新の各々の添付文書（電子添文）
や取り扱い説明書を参照のうえ，適応や使用方法等をご確認ください．　　　　　　　　株式会社Gakken

JCOPY 〈出版者著作権管理機構　委託出版物〉
本書の無断複写は著作権法上での例外を除き禁じられています．複写される場合は，そのつど事前に，
出版者著作権管理機構（Tel 03-5244-5088，FAX 03-5244-5089，e-mail: info@jcopy.or.jp）の許諾を得てく
ださい．

※「秀潤社」は，株式会社 Gakken の医学書・雑誌のブランド名です．
学研グループの書籍・雑誌についての新刊情報・詳細情報は，下記をご覧ください．
　学研出版サイト　https://hon.gakken.jp/

装丁・本文デザイン　ごぼうデザイン事務所
DTP / 図版作成　　東　百合子，有限会社 ブルーインク，株式会社 日本グラフィックス